Lass Los!

Lass Los!

Verändere dein Unter- Bewusstsein, befreie dich von materieller Abhängigkeit & wahre Lebensgeschichten

VON

KURT GASSNER

My-mindguide.com

Lass Los!
Kurt Gassner

First Edition, 2022

Impressum
My-mindguide – The publishing trademarke of trendguide Capital GmbH, Klenzestr. 42a, 80469 Munich, Germany.

Reg. Nr. HRB Munich 206639, VAT 152 123 159, CEO: Kurt Friedrich Gassner
Web: www.my-mindguide.com, mail: gassner@my-mindguide.com

Paperback ISBN: 978-3-949978-51-7
Ebook ISBN: 978-3-949978-53-1
Hardback ISBN: 978-3-949978-52-4

Inhaltsverzeichnis

Materialism

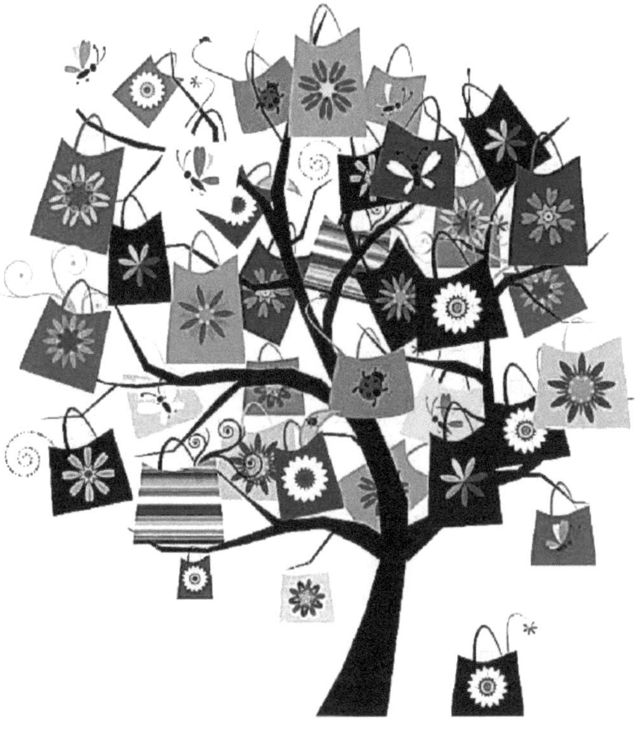

My-mindguide.com

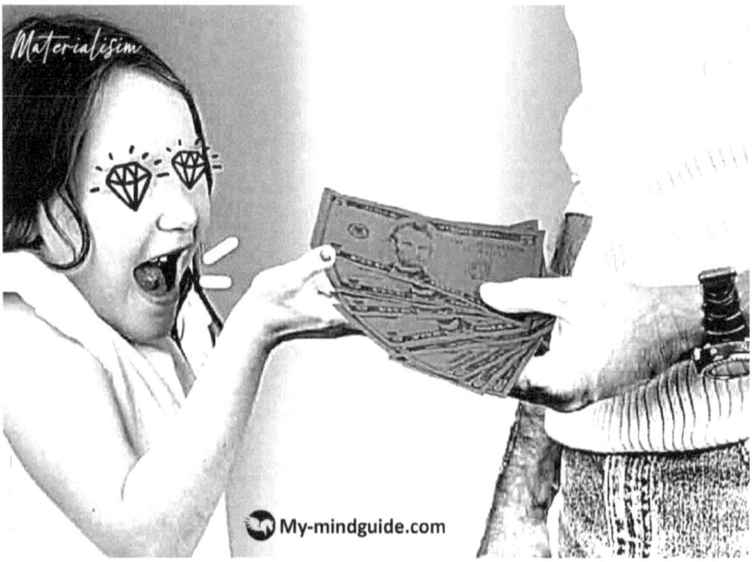
Materialisim
My-mindguide.com

EINLEITUNG

Hättest du gern eine langfristige Lösung für seelischen Abhängigkeiten? Hast du dich jemals eingeengt gefühlt? Hart daran gearbeitet, dein Leben in die richtigen Bahnen zu lenken, nur um immer wieder erneut zurückgeworfen zu werden? Benötigst du sofortige Hilfe? Falls du eine dieser Fragen mit „Ja!" beantwortet hast, könnte Hypnose genau die Lösung bieten, nach der du gesucht hast!

Derzeit gibt es unter Gesundheitsexperten keinen klaren Konsens darüber, wie man Sucht definiert. Bisher bezog man sich beim Thema Sucht üblicherweise auf die Auswirkungen von Alkohol, Zigaretten und anderen psychoaktiven Substanzen. Zahlreiche Fachleute haben jedoch in der jüngeren Vergangenheit auf andere, abnormale Verhaltensmuster hingewiesen, die nicht speziell derartigen Substanzen zuzuordnen sind. Zu diesen Süchten gehören Glücksspiel, Essen, Sex, Pornografie, Computer, Videospiele, Fernsehen, Diäten, soziale Medien, Arbeit, Sport, Shopping, Selbstverstümmelung und natürlich Materialismus.

Die Betroffenen all dieser Krankheiten haben eines gemeinsam: Sie fühlen sich innerlich immer wieder aufs Neue dazu gezwungen, einem besonderen Verlangen nachzugeben, das ihre Sucht charakterisiert.

Darüber hinaus besagen die Erkenntnisse der modernen Neurowissenschaft, dass die Neurophysiologie aller Suchtkrankheiten, ob substanz- oder verhaltensbasiert, in vielerlei Hinsicht auffallend ähnlich ist. Endorphine (oder endogene Morphine) sind ein gängiger Mediator bei all diesen Krankheiten. Genauso verhält es sich mit wichtigen Transmittersubstanzen, einschließlich Dopamin, Adrenalin und Serotonin.

In unserer heutigen Welt kommen Suchtkrankheiten erschreckend häufig vor. Allein in den Vereinigten Staaten sind 15,1 Millionen Menschen alkoholabhängig, vier Millionen drogenabhängig und mehr als 20 % der Bevölkerung nikotinsüchtig.

Obwohl es keine zuverlässige Möglichkeit gibt, die Gesamtprävalenz aller Verhaltenssüchte abzuschätzen, existieren zahlreiche Beweise dafür, dass diese enorm häufig vorkommen.

Tatsächlich leben heute wahrscheinlich nur sehr wenige Menschen, die keiner Form von Suchtverhalten unterliegen. Die gute Nachricht lautet, dass für jeden Menschen Hoffnung besteht - selbst für jene, die seit Jahren an materieller Abhängigkeit leiden. Heutzutage existieren vielfältige Behandlungsmöglichkeiten, wie Therapien, Selbsthilfegruppen oder Intensivprogramme.

Die meisten Betroffenen wenden sich an spezialisierte Experten, um Hilfe zu erhalten, etwa an Mediziner, Berater oder Hypnotherapeuten.

Hypnotherapeuten sind mittlerweile Teil der modernen Medizin in vielen Ländern. Zahlreiche Betroffene wenden sich oft komplementär der Hypnose zu, um ihr Suchtverhalten zu verändern. Dies betrifft unter anderem: Nikotinsucht, Drogen- und Alkoholabhängigkeit, Phobien oder die Bekämpfung von Depressionen und Angstzuständen. Hypnose hat sich zudem in Studien als besonders wirksam zur Gewichtsabnahme erwiesen. Patienten auf der ganzen Welt haben von der Einführung von Hypnosen als alternative Behandlungsmethode profitiert.

High-Tech-Hypnotherapie wirkt durch Umprogrammierung des Unterbewusstseins als Mittel zur Lösung gesundheitlicher Probleme. Diese erstaunliche Behandlungsmethode kratzt nicht nur an der Oberfläche, sondern geht in die Tiefe, um das zugrundeliegende Problem an der Wurzel zu packen. Die Wiedererlangung der Kontrolle über dein Leben beginnt genau dort - mit der grundlegenden Problemlösung im tiefsten Innern. Sobald du dort ansetzt, wird es für dich bedeutend einfacher, dich von deinen schlechten Gewohnheiten zu lösen und das Leben auf eine Weise zu genießen, nach der du dich immer gesehnt hast.

Wenn du herausfinden möchtest, ob du an einer Suchterkrankung leidest, dann solltest du dir die folgende Frage mit vollkommener Ehrlichkeit beantworten: Fühle ich mich jemals gezwungen, mich auf irgendeine Art von Verhalten einzulassen, welches ich als selbstzerstörerisch oder destruktiv betrachte und für das ich später Schuldgefühle, Demütigung, Verlegenheit oder Reue empfinde?

Aus der Praxis:

EINE WAHRE GESCHICHTE ÜBER MATERIELLE ABHÄNGIGKEIT VON EINEM MEINER FRÜHEREN WEGGEFÄHRTEN

Für einige Jahre bin ich der größte Fan von „Jetzt einkaufen, später bezahlen" gewesen – also ein Anhänger des sogenannten Afterpay-Prinzips.

Wer mich persönlich kennt, der weiß, dass ich diese Form des Geldausgebens seit dem Start des Service im Jahr 2015 verwendet und geschätzt habe.

Ehrlich gesagt, ich kann mich nicht einmal an eine Zeit ohne sie erinnern - und genau darin liegt das Problem verborgen.

Ich werde nie den Moment vergessen, als ich dieses Angebot erstmalig entdeckte und darüber nachdachte, was für eine erstaunliche Idee dies war (jedoch war ich auch verärgert, dass es mir nicht zuvor eingefallen war).

Es war genau das, was ich brauchte – eine kreditfreie Möglichkeit, meine Einkäufe über einen bestimmten Zeitraum zu verteilen - um diese besser finanziell managen zu können. Soweit es mich anging, lag mir die Shoppingwelt zu Füßen.

Ich konnte nie so recht verstehen, warum die Leute so gegen dieses Geschäftsprinzip waren, weil es für mich einfach so viel Sinn ergab - und in gewissem Maße tut es das auch jetzt noch!

Meine Befürwortung dieser vierzehntägigen, geplanten Zahlungen stand niemals in Frage. Vielmehr ärgerte ich mich, wenn die Leute mein Konsumverhalten in Frage stellten, wenn sie mir sagten, ich bräuchte dieses nicht zu kaufen oder mich für die ständige Nutzung der App belächelten.

„Sie verstehen es einfach nicht“, sagte ich mir damals. „Wenn ich so viel verdienen würde wie sie, müsste ich das nicht verwenden!“

Ich zweifelte niemals an der Verwendung dieser App, noch kam mir eine wie auch immer geartete Abhängigkeit davon in den Sinn. Niemals.

Das ging so, bis mir nichts mehr übrig blieb. Gar nichts. Kein einziger Cent. Nicht einmal genug, um mir morgens einen Kaffee, mit einem Mitarbeiterrabatt (das sind 3 €), zu kaufen.

An diesem Punkt war ich nicht länger in der Lage, auf normale Weise Geld auszugeben. Alles, was ich kaufte, teilte ich gedanklich in vier Zahlungen auf. Ich war völlig unfähig, mein Geld verantwortungsvoll auszugeben.

Ich war suchtkrank. Ich war vollkommen süchtig danach, Geld auszugeben, und klammerte mich an das Gefühl, alles zu haben, was ich wollte. Wenn du nach der Definition eines

Suchtkranken suchst, wird dieser auch als „enthusiastischer Anhänger" bezeichnet, doch ich wusste, dass es weit darüber hinaus ging.

Als ich aufwuchs, wollte ich nie etwas verpassen, egal was es war. Immer schon wollte ich in Planungen einbezogen, zu Geburtstagen eingeladen werden und an den neuesten Trends teilhaben.

Es war stets ein aufregendes Gefühl für mich, mehr als ein anderer zu bieten zu haben - es gab mir das Gefühl, cool zu sein. Bis heute hat mich das Bedürfnis nach Akzeptanz nie verlassen, so viel muss ich wohl oder übel zugeben.

Ich litt sehr unter der Angst, etwas zu verpassen und diese Vorstellung griff später auch auf mein Erwachsenendasein über.

Und schließlich tauchte die Kreditkarte in meinem Leben auf.

Ich bin sicher, dass du dir vorstellen kannst, wie fatal sich das auf mein Konsumverhalten auswirkte. „Die ist nur für Notfälle und Rechnungen", beteuerte ich immer und immer wieder.

Ich werde nie den Tag vergessen, an dem ich meinen Lohn bekam und jeder einzelne Dollar davon für die Zahlung meiner Kreditkartenrechnung und für spätere Raten draufging.

Es war mehr als demütigend.

Es verging kein Tag, an dem ich nicht Bekannte über Social Media sah, wie sie Häuser kauften - und hier war ich, ohne einen einzigen Cent, aufgrund fehlender Selbstkontrolle. Das einzig Positive, was ich mir zuschreiben konnte, war, dass ich stets sehr konsequent darin war, meine Schulden zu begleichen.

Sicher kennst du diese Leute, die sagen, dass sie eines Tages aufgewacht sind und beschlossen haben, etwas zu ändern? Dieser Tag brach nun für mich an.

Im Laufe dieser Isolationsphase begann ich, mein schlechtes Verhalten zu erkennen und zu verstehen, warum ich mir ein derartig tiefes Loch gegraben hatte. Unabhängig davon, ob es eine Frage der Selbstrechtfertigung war oder, ob es darum ging, ein gewisses High zu fühlen - ich wusste, dass all das aufhören musste, da der Stress mich buchstäblich auffraß.

Also entschied ich, dass es genug war.

Meine Afterpay- und Zippay-Konten sind vollständig abbezahlt und geschlossen. Meine Kreditkartenrechnung ist beglichen, die Karte zerschnitten, und sie darf nie wieder genutzt werden. Das alles war eine teure Lektion und vor allem eine, die ich nicht noch einmal lernen möchte. Das Gefühl der Freiheit ist unschlagbar.

Ich war schon immer einer von denen, die im Jetzt gelebt und den Moment genossen haben, aber ich habe nie über spätere Auswirkungen nachgedacht. Die Änderung meines verinnerlichten Verhaltens wird hart, aber es wird sich auszahlen.

Einer der großen Motivatoren bei all dem war meine Fähigkeit, einen Therapeuten zu konsultieren, nachdem ich mich entschieden hatte, zu kämpfen und jede Form von Sucht in meinem Leben zu überwinden – einen Therapeuten, der ähnliche Erfahrungen mit mir teilen und mit dem ich über Geld diskutieren konnte.

Hypnotherapie war eine große, treibende Kraft für diese Veränderung und ich würde sie jedem ans Herz legen, der sich mit irgendeiner Form von Sucht auseinandersetzen muss.

Ich bin unbeschreiblich glücklich und gespannt darauf, mir eine selbstbestimmte, finanzielle Zukunft aufbauen zu dürfen.

MATERIELLE ABHÄNGIGKEITEN

Haben Besitztümer und Beliebtheit einen relativ hohen Stellenwert für dich? Beginnst du dich unwohl zu fühlen, wenn du etwas nicht besitzt oder nicht im Mittelpunkt stehst?

Materialistisch zu sein, bedeutet, sich von einem Wertesystem lenken zu lassen, dem Geld, Ich denke, der Grund, warum Materialismus negativ konnotiert ist, hängt damit zusammen, dass Menschen möglicherweise unangenehme Erfahrungen mit materiell eingestellten Personen gesammelt haben. Aus Forschungen wissen wir, dass Materialismus tendenziell damit in Verbindung gebracht wird, andere Menschen auf wettbewerbsorientierte, manipulative und egoistische Weise zu behandeln, sowie weniger einfühlsam zu sein. Ein solches Verhalten wird üblicherweise vom Durchschnittsbürger nicht sonderlich geschätzt, obwohl es durch einige Aspekte unseres kapitalistischen Wirtschaftssystems befördert wird.

Forschungen offenbarten Aspekte aus zwei verschiedenen Faktoren, die zu einer materialistischen Grundeinstellung bei Menschen führen. Zum einen tendieren Menschen dazu, eine materialistischere Haltung einzunehmen, wenn sie Einflüssen ausgesetzt sind, welche diese Dinge als wichtig hervorheben, etwa durch Eltern und Freunde, die Gesellschaft oder auch durch die Medien. Zum anderen - und dieser Grund ist weniger offensichtlich - wenn diese Menschen sich unsicher oder bedroht, beziehungsweise eingeschüchtert fühlen. Dies kann aus Zurückweisungen, wirtschaftlichen Ängsten oder Gedanken an den eigenen Tod heraus resultieren.

Vereinfacht gesagt, reflektiert Materialismus die Bedeutung, die man auf den materiellen Besitz legt. Diese Besitztümer können alles miteinschließen, wie z. B. Kleidung, Schuhe, Handtaschen, Autos, elektronische Geräte und Accessoires. Das eigene Zuhause zählt ebenso dazu, unabhängig davon, dass jeder einen Ort zum Leben braucht. Materiell eingestellte Menschen betrachten ihr Zuhause nicht nur als einen Ort des Trostes und der Privatsphäre, es spiegelt auch ihren sozialen Status wider.

Eine stark von materiellen Gesichtspunkten geprägte Person, auch als "materialistisch" bezeichnet, weist materiellen Besitztümern eine zentrale Rolle für das eigene Leben und die eigene Identität zu. Diese Menschen fokussieren einen Großteil ihrer Bemühungen auf das Anhäufen von Besitztümern. Jemand, der wenig von materialistischen Gesichtspunkten geprägt ist, bewertet das Anhäufen von Besitztümern als eher unwichtig, obgleich es hier Abstufungen gibt, etwa, wenn jemand Besitztümer aus abweichenden Motiven heraus anhäuft, zu Beispiel, um soziale Akzeptanz zu erreichen.

EIN NEUER WEG, SÜCHTE ZU VERSTEHEN

Die folgenden Punkte, obgleich aus vielerlei Gesichtspunkten heraus stark vereinfacht, bieten ein grundsätzliches Framework dafür, wie grundlegende Achtsamkeit einen effektiven Weg ermöglichen kann, um die geistigen Programmierungen zu dekonstruieren, welche jeglichem Suchtverhalten zugrunde liegen.

Wie jedes andere Wesen auf der Erde, strebt auch der Mensch grundsätzlich danach, sich zu vergnügen und Schmerz zu vermeiden beziehungsweise diesem zu entfliehen. Da diese beiden starken, genetisch bedingten Instinkte für das Überleben unabdingbar waren und auch bleiben, bilden sie auch den fruchtbaren Boden, in dem alle Suchtverhalten verwurzelt sind.

Die grundlegenden Verhaltensmuster, die den Kern unserer Abhängigkeiten bilden, beginnen sich bereits vor unserer Geburt auf eine natürliche Weise, zusammen mit unseren intrinsischen Fähigkeiten, zu entwickeln.

Die beiden Prinzipien, welche die natürliche, ursprüngliche Entwicklung bestimmen, können relativ einfach definiert werden, obgleich diese im weiteren Verlauf zu hochkomplexen und subtilen mentalen Prozessen werden, deren Verständnis zunehmend schwieriger wird.

Prinzip #1:Die Wahrscheinlichkeit der Wiederholung

Wann immer wir etwas tun, wodurch ein Zuwachs an subjektiv empfundener Freude oder Befriedigung generiert wird, steigt die Wahrscheinlichkeit, dass wir diese Handlung

wiederholen. Im Allgemeinen hängt die Wahrscheinlichkeit der Wiederholung eines solchen Verhaltens vom Grad der erlebten Freude/Befriedigung ab.
Jede weitere Wiederholung dessen erhöht die Wahrscheinlichkeit eines zukünftigen Wiederauftretens oder deren „Gewohnheitseffekt". Während sich dieser Effekt entwickelt, wird er zunehmend linearer und automatisierter, so dass immer weniger bewusste Wahrnehmung für eine solche Wiederholungshandlung erforderlich wird. Ein automatisches Gewohnheitsmuster, das sich hauptsächlich auf diese Weise entwickelt hat, wird in diesem Kontext als vergnügungssuchende Reaktion bezeichnet.

Prinzip #2: Die Gefahr des Gewohnheitseffektes
Wann immer wir etwas tun, das eine physische oder psychische Schmerzlinderung, verringertes Unwohlsein oder Unzufriedenheit hervorruft, steigt ebenso die Wiederholungswahrscheinlichkeit für eine solche Handlung. Auch hier verhält sich die Zunahme dieser Wahrscheinlichkeit proportional zum erfahrenen Grad der Linderung an Schmerz oder Unzufriedenheit.

Jede weitere Wiederholung dieser Handlung erhöht gleichermaßen die Wahrscheinlichkeit ihres zukünftigen Wiederauftretens oder ihres „Gewohnheitseffektes". Wenn dies geschieht, wird auch, wie oben beschrieben, ein Automatisierungseffekt eintreten. Diese Art von automatischem Gewohnheitsmuster wird hier als Beendigungsreaktion bezeichnet.

Die oben beschriebenen Handlungen beziehen sich auf externe Verhaltensweisen, wie auch auf innere Repräsentationen derer (etwa daraus resultierende Emotionen,

Vorstellungen oder Selbstgespräche). Typischerweise hängen diese inneren Repräsentationen stark von den Auswirkungen der externen Verhaltensweisen ab, welche damit einhergehen und somit entscheidend für ein sich eventuell wiederholendes Verhaltensmuster sind. Sehr häufig spielen sie auch eine wichtige Rolle bei der Aktivierung des externen Verhaltensaspekts der Reaktion.

Zum Beispiel wird der Gedanke an ein Stück Schokoladenkuchen im Kühlschrank dich dazu neigen lassen, die entsprechende Genussreaktion zu aktivieren, um tatsächlich zu essen. In ähnlicher Weise wird es beim Auftreten von Kopfschmerzen sehr wahrscheinlich, dass deine abschließende Reaktion auf die Einnahme einer Aspirin durch dein Denken vorangetrieben wird. In Form eines Gedanken wie "Ich brauche eine Aspirin" oder der Vorstellung davon, eine einzunehmen und ein Gefühl der Erleichterung zu erfahren.

Wie beinahe jeder aus persönlicher Erfahrung weiß, erzeugt die Vorstellung eines Wiedererlebens eines Glücksgefühls bereits subtile Gefühle der Befriedigung. Umgekehrt sorgt die Vorstellung des Wiedererlebens einer schmerzlindernden Reaktion für subtile Gefühle der Befreiung. Dasselbe gilt für antizipatorische Bilder im Gehirn, wie für Selbstgespräche über zukünftige, von Freude oder Schmerz geprägte, Ereignisse.

Zum Beispiel kann jemand, der intensiven Stress bei der Arbeit erlebt, sich immer wieder vorstellen, was er tun wird, wenn das Wochenende kommt, und/oder denken, dass er etwas kaum erwarten kann. Diese beiden internen Prozesse können als subtile, variantenreiche, interne Beendigungsreaktionen verstanden werden. Es ist hierbei wichtig, zu verstehen, dass sie häufig auch automatisch und außerhalb der Grenzen unseres Bewusstseins auftreten.

Innerhalb dieses Gefüges kann ein Verhalten der Abhängigkeit als das Streben nach Befriedigung, der Beendigung eines negativ empfundenen Zustandes oder einer Kombination aus beidem definiert werden. Etwas, das stark, automatisiert und potenziell gefährlich genug ist, um zumindest zeitweise bewusste Unterdrückungs- oder Kontrollbemühungen zu überwinden.

Dieser Definition folgend, verursachen alle Formen der Abhängigkeit physischen und/oder psychischen Schmerz. Da Schmerz automatisierte Mechanismen zu dessen Unterdrückung oder Beseitigung in Gang setzt, entsteht ein sich verselbstständigender Prozess oder auch ein "Teufelskreis".

Denken wir hierbei, zum Beispiel, an einen Alkoholiker, der sich ständig Sorgen darüber macht, wie er seine Rechnungen bezahlen soll und der eine sehr stressige Arbeitswoche hinter sich hat. Vorhersehbarerweise ruft dies ein Bedürfnis nach Unterdrückung seines Unwohlseins hervor, die ihn dazu verleitet zur "Happy Hour" in seiner Lieblingsbar einzukehren. Dort verbleibt er nun betrunken zurück, bis die Bar ihre Pforten schließt - mit einer saftigen Getränkerechnung.

Seine Frau, die von ihm erwartet, nach Hause zu kommen, um an einer besonderen Geburtstagsfeier für eines ihrer Kinder teilzunehmen, wird darüber nicht glücklich sein. Kinder werden nun infolgedessen weiter traumatisiert, durch den lautstarken Streit zwischen ihren Eltern.

Als er am nächsten Morgen aufwacht, erleidet er einen schrecklichen Kater und ist voller Schuldgefühle, Scham und Selbsthass über das, was er getan hat. Sein ursprüngliches Unwohlsein, welches er vorübergehend durch den Konsum von Alkohol reduzieren konnte, hat sich zusätzlich verschlimmert - weit über den Zustand des Vortages.

Angesichts dieses Ausmaßes an Schmerz ist es sehr wahrscheinlich, dass die gleiche Beendigungsreaktion erneut ausgelöst wird, was einen weiteren Zyklus in diesem tragischen Teufelskreis hervorbringt.

INTERNETSUCHT UND MATERIALISMUS

Materialismus wird als die "Relevanz, die ein Verbraucher weltlichem Besitztum beimisst" definiert. Mit anderen Worten, im allgemeinen Sprachgebrauch wird Materialismus mit der Tendenz in Verbindung gebracht, Dinge und physischen Komfort wichtiger, als spirituelle Werte einzustufen. Durch die Globalisierung befinden sich verschiedene Ausprägungen des Materialismus auf dem Vormarsch. Eine von der UCLA/ American Council of Education durchgeführte Studie an einer viertel Million Studenten hat gezeigt, dass der Anteil der Personen, die das Zurschaustellen finanziellen Erfolges als sehr wichtig erachten, von 39 % im Jahr 1970 auf 78 % im Jahr 2009 anstieg. Verschiedene negative Konsequenzen des Materialismus, etwa Einsamkeit, wurden dabei festgestellt. Beispielsweise sind Risikofreude und der Verfall ethischer Werte charakteristisch für materialistisch eingestellte CEOs. Generell wurde festgestellt, dass sich Materialismus negativ auf das Wohlbefinden eines Individuums auswirkt, basierend auf einer kürzlichen, meta-analytischen Studie von 259 unabhängigen Beispielen.

Infolgedessen wurde Materialismus üblicherweise mit psychischen Erkrankungen, wie Angstzuständen, Depression oder Kaufsucht, in Verbindung gebracht und auch risikoreiche Verhaltensweisen, wie Rauchen, Alkoholkonsum und Drogenmissbrauch wurden damit assoziiert. Darüber hinaus wurden Materialismus und Einsamkeit als miteinander verbunden angesehen. Zum Beispiel bemerkte Pieters, dass Materialismus und Einsamkeit dazu neigen, sich gegenseitig in einer Abwärtsspirale zu beeinflussen.

Einige Forschungen haben sich zudem mit der Beziehung zwischen Verhaltenssucht und Materialismus befasst. Zum Beispiel wurde festgestellt, dass Materialismus die Smartphone-Sucht begünstigt - ähnlich der Internet-Sucht. Auch andere Studien haben die Rolle des Materialismus im Zusammenhang mit der Internetsucht belegen können. Man bemerkte, dass weitere Untersuchungen des Zusammenhangs zwischen Materialismus und Internet-Sucht zwingend erforderlich sind. Daher wird, basierend auf limitierten Aufzeichnungen, die folgende Hypothese aufgestellt:

Materialismus steht ebenso in einem Zusammenhang mit Internet-Sucht.

WARUM MATERIALISMUS DICH UNGLÜCKLICH MACHT

Materialisten führen unglückliche Leben und behandeln ihre Mitmenschen schlechter. Und es scheint, dass soziale Medien auch materielle Einstellungen befeuern könnten.

Materialisten sind in der Tat traurige Menschen.

Wir wissen aus umfangreichen Studien, dass Materialismus in der Regel damit verbunden ist, andere auf eine konkurrenzbasierte, manipulative und egoistische Weise zu behandeln. Ein weiteres Resultat zeigte auch einen Mangel an Empathie.

Materialismus ist eng verbunden mit einem geringeren Wohlbefinden, mangelndem, sozialem Verhalten, umweltschädlichen Angewohnheiten und schlechteren akademischen Resultaten. Zudem kann Materialismus zu destruktivem Kaufverhalten und Überschuldung führen.

Wir fanden heraus, dass je mehr Menschen materielle Werte befürworteten, desto mehr erlebten sie unangenehme Gefühle, Verzweiflung und Angst.

Darüber hinaus berichteten sie von mehr körperlichen Gesundheitsproblemen, wie Magen- und Kopfschmerzen und sie erlebten seltener angenehme Emotionen und Zufriedenheit in ihrem Leben.

Menschen werden zunehmend materialistisch, wenn sie an Unsicherheit leiden.

Die Forschung zeigt zwei Gruppen von Faktoren, die dazu führen, dass Menschen materielle Werte haben.

Zum einen sind die Menschen materialistischer eingestellt, wenn sie Botschaften ausgesetzt sind, die darauf hindeuten, dass solche Bestrebungen wichtig sind.

Zum anderen sind sie es, wenn sie sich unsicher oder bedroht fühlen, sei es aufgrund von Ablehnung, ökonomischen Ängsten oder Gedanken an den eigenen Tod.

Materialismus ist auch mit Medienexposition und nationalen Werbeausgaben verbunden:

Forschungen zeigen, dass je mehr Menschen fernsehen, desto materialistischer werden die Werte dieser Leute. Eine kürzlich vom Psychologen Jean Twenge veröffentlichte Studie fand heraus, dass die Intensität, mit der ein Jahrgang von Schulabsolventen materialistischen Verhaltensweisen anhing, stark mit den Werbe- und Marketingausgaben der US-Wirtschaft des jeweiligen Jahres korrelierte.

Je umfangreicher die Werbung das Wirtschaftsgeschehen prägte, desto materialistischer war die Jugend eingestellt.

Materialismus steht ebenso im Zusammenhang mit der Nutzung von Social Media.

Eine andere Studie über amerikanische und arabische Jugendliche fand heraus, dass der Materialismus umso ausgeprägter ist, je mehr soziale Medien verwendet werden. Das ergibt Sinn, da die meisten Social-Media-Nachrichten auch Werbung enthalten - wodurch die Plattformen Umsätze generieren.

Viele Psychologen glauben, dass Materialisten unglücklich sind, weil diese Menschen ihre wahren psychologischen Bedürfnisse vernachlässigen.

Materielle Werte werden stark mit einem Lebensstil assoziiert, der wenig Befriedigung in Bezug auf Bedürfnisse nach Freiheit, Kompetenz und Verbundenheit bietet. Wenn Menschen ihre Bedürfnisse unzureichend befriedigen, berichten sie vermehrt über ein geringeres Maß an Wohlbefinden und Glück, sowie über vermehrten Kummer.

GRÜNDE FÜR DIE BESESSENHEIT VON MATERIELLEN BESITZTÜMERN

Verbesserung unseres Selbstbildes

So gut wie jeder von uns legt Wert darauf, wie andere Menschen uns wahrnehmen - bis zu einem gewissen Maße.

Viele dieser Bedenken sind völlig gesund und normal, wie z. B. der Wunsch, dass andere uns als vertrauenswürdig, fürsorglich und im Allgemeinen „gut" ansehen. Was wirklich zählt, ist natürlich, dass diese Annahmen über uns zutreffen.

Viele Menschen kümmern sich jedoch um weniger gesunde Aspekte ihres Selbstbildes. Wir wollen als cool, trendy, wohlhabend, erfolgreich und Vergleichbares gesehen werden.

Vom Streben nach einem solchen Selbstbild wird angenommen, dass es dazu führt, dass einige Menschen von materiellen Besitztümern besessen sind. Dies kann Folgendes begünstigen:

- Der Kauf eines Luxusautos, wenn auch ein erschwinglicheres Fahrzeug genügen würde.

- Der Kauf von Markenkleidung zum alleinigen Zweck der Markenreputation (z. B. der Kauf eines 300-Dollar-Gürtels, wenn ein 40-Dollar-Modell genauso gut funktioniert).

- Der Einkauf in „trendigen" (aber teureren) Geschäften für Dinge, wie Lebensmittel aus Gründen des Selbstbildes - auch dann, wenn normale Geschäfte mehr für weniger zu bieten haben. Ich nenne keine Namen, aber du hast vermutlich eine Vorstellung davon, was ich meine!

- Ausgehen in teuren Clubs, Bars, Restaurants und anderen exotischen Orten, die extrem teuer sind. Das eigentliche Problem ergibt sich, wenn eine Person weit mehr Geld ausgibt, als gut für sie wäre.

- Das letzte Geld zusammenkratzen, nur, um in einer trendigen Gegend zu leben, ist typisch für Leute, die von der Vorstellung besessen sind, als erfolgreich wahrgenommen zu werden. Dies betrifft besonders hochpreisige Viertel in New York City, Boston, San Francisco aber auch München, Paris und Wien zu.. Das ist keineswegs negativ auf diese Orte bezogen, jedoch begehen viele Menschen den Fehler, über ihren Verhältnissen zu leben.

Die Erwartung, dass materielle Besitztümer unseren sozialen Status verbessern werden

Menschen sind von Natur aus soziale Wesen. Wir können nichts dafür. So sind wir verdrahtet und so leben wir seit den Stammesepochen der Vergangenheit. Wenn man sich in Gruppen zusammenfindet, entsteht normalerweise eine soziale Hierarchie, unabhängig von der geografischen Lage, demografischen Merkmalen oder der Zeit.

In vielen Fällen erfüllt eine soziale Hierarchie einen Zweck. Laut *Science Direct* taucht eine soziale Hierarchie auf natürliche Weise bei Menschen und Tieren auf, um eine Art von Ordnung, Rangfolge, System der Konfliktlösung bereitzustellen. Kurz gesagt, soziale Hierarchien sollen, psychologisch definiert, Chaos in ihrem Keim ersticken.

Natürlich gibt es viele Nuancen und Faktoren, die aufgrund unseres Bewusstseins und unserer höheren kognitiven Fähigkeiten ins Spiel kommen. Menschen in modernen Zeiten verstehen, dass Teamarbeit, sozialer Ausgleich, gute Absichten, Verdienst, soziale Hilfe und Intelligenz ebenfalls Schlüsselfaktoren dafür sind, wie man abschneidet.

Hier siehst du einen bemerkenswerten Auszug aus einem Artikel mit dem Namen "Neuroimaging: Untersuchungen zu sozialem Status und sozialen Hierarchien":

... in einigen Fällen können statusbasierte Hierarchien diejenigen mit niedrigerem Status dazu anspornen, ihre Leistungen zu intensivieren, um ein höheres Standing zu erreichen. Das heißt, sie können zusätzliche Motivation und eine Reihe von Verhaltensweisen begünstigen.

Wir nehmen an, dass dies eine Hauptursache für die Besessenheit von materiellen Besitztümern ist - die Menschen sind im Prinzip davon besessen, auf einer gefühlten, sozialen Hierarchieleiter emporzuklettern.

Zusammenfassend lässt sich sagen, dass Dinge, wie ein bestimmter Lebensstil, die Wohngegend, spezifische

Handlungen oder eine Gruppenzugehörigkeit den typischen, materiellen Besitztümern hinzugerechnet werden können. Vielleicht denkst du hierbei an Menschen aus deinem Umfeld, die eine solche Denkweise in Bezug auf diese Punkte verkörpern.

Wettbewerb zwischen Familie, Freunden und Gleichaltrigen
Vielleicht hast du schon einmal die Redewendung „mit den Joneses Schritt halten" gehört. Mit freundlicher Genehmigung von Wikipedia haben wir erfahren, dass der Ausdruck von einem gleichnamigen Comicstrip stammt, der 1913 von Arthur R. Momand veröffentlicht wurde.

Die Handlung des Comics konzentriert sich auf eine Familie, die sich bemüht, mit ihren Nachbarn („die Jones") in einer Vielzahl von Dingen mitzuhalten.

Die überwiegende Mehrheit von uns ist irgendwann der „mit den Joneses Schritt halten"-Mentalität zum Opfer gefallen. Dieser Effekt kann in Bezug auf unsere Nachbarn, aber auch Freunde, Kollegen, Schwiegereltern und viele andere in unserer Gemeinschaft auftreten. Der Effekt zeigt sich sogar in Social-Media-Apps wie Instagram, wo wir versuchen, uns Influencern und Prominenten anzugleichen.

Dieser Wettbewerb zwischen uns und Menschen, die wir kennen, kann viele der Entscheidungen beeinflussen, die wir treffen.

Unser Bruder oder unsere Schwester hat im letzten Jahr drei exotische Urlaube mit den Liebsten unternommen? Natürlich wollen wir hierbei nicht zurückstehen.

Die Nachbarn von nebenan renovieren die Außenseite ihres Hauses. Ratet mal, wer jetzt darüber nachdenkt, wie viel es kosten wird, selbst nachzuziehen?

Unser enger Freund kauft einen deutschen Sportwagen. Unsere zuverlässige, zehn Jahre alte Limousine, die wir normalerweise lieben, fühlt sich im Vergleich an, als würde man ein Spielzeug-Auto fahren.

Man könnte weitere Beispiele anführen, aber du weißt, was ich meine ... Der Wettbewerb mit unseren Mitmenschen kann uns noch besessener von materiellem Besitz machen, der Sehnsucht nach einem besseren Selbstbild folgend. Vielleicht wollen wir auch einfach nur unsere Kontrahenten übertrumpfen ...

Shopping bietet einen Nervenkitzel

Für einige von uns ist Einkaufen ein Nervenkitzel. Für andere ist der Kauf neuer Dinge gar eine Sucht.

Es bereitet vielen Menschen Spaß, neue Sachen zu kaufen, basierend auf dem Wunsch nach etwas Neuem. Vielleicht hat sich ein Geschwister ein neues „Spielzeug" geleistet oder wir werden von einem Einflussfaktor in sozialen Medien getriggert, etwa, wenn ein Influencer eine neue Marke präsentiert. Wir entscheiden daraufhin, dass wir dieses Produkt auch haben müssen.

Die Begeisterung überwältigt uns, wenn wir im Internet surfen oder einen Laden betreten. Wir kaufen schließlich „das Ding" und es ist großartig! Es sorgt für einen gewissen Rausch des Neuen. Wir verspüren das High, ein neues Auto für eine Spritztour zu schnappen oder unseren neuen Schmuck bei einer Party zu tragen.

Dann geschieht das Unvermeidliche. Das neue Auto verliert seinen Glanz. Unser neues Shirt bleibt wochenlang im Schrank. Niemand benutzt mehr den neuen Whirlpool!

So schnell, wie der Rausch des Neuen kam, so schnell ist er auch schon wieder verflogen. Wir befinden uns wieder in unserem vorherigen Gemütszustand ... zumindest, bis wir ein neues Sehnsuchtsobjekt zum Kauf auserkoren haben.

Dieser Prozess wird als „hedonische Anpassung“ bezeichnet – auch als „hedonisches Laufband“ bekannt. Niemand ist davon ausgenommen. Es gibt zwei Gründe, warum es so schwierig ist, mit hedonischer Anpassung umzugehen:

Es geschieht zufällig. Wir können nicht kontrollieren, wann uns der Drang zum Shoppen übermannt und woher der Einfluss kommt.

Gefühle sind schwer zu ignorieren. Es erfordert viel Disziplin – sowohl in Bezug auf den Kampf gegen unsere Gefühle als auch in Bezug auf das Budget – um nicht nachzugeben, wenn uns der Drang zum Shoppen ergreift.

Die gute Nachricht? Die ersten Gegenmaßnahmen sind einfach zu ergreifen: Wir müssen uns unserer Triebe bewusst sein und unsere Gefühle genau beobachten. Wenn wir uns dessen bewusst sind, beginnen wir uns davon zu lösen. Wir müssen uns selbst kontrollieren.

Als Nächstes empfehle ich, ein Budget aufzustellen und strikt daran festzuhalten!

Die Erwartung des Glücksgefühls durch materiellen Besitz
Ah ja, dem Glücksgefühl nachjagen. Jeder von uns strebt danach, glücklich zu sein ... aber wie? Hier habe ich einige Gedanken aufgelistet, die den meisten von uns bekannt vorkommen dürften ...

- „Sobald ich den großen Erfolg erringe, werde ich glücklich sein." Bis dahin glauben wir, dass dies kaum möglich sein wird.

- „Sobald ich ein Haus kaufe, kann ich das Leben wirklich genießen." Bis zu diesem Zeitpunkt ist jedes Glücksgefühl, einfach nicht so gut, wie es sein könnte.

- „Sobald ich einen Partner gefunden habe, fühle ich mich komplett." Solange werden wir nur gespannt darauf warten, jemanden für uns zu finden.

Du erkennst das obige Muster? Wir projizieren unser Glücksempfinden häufig auf äußere Faktoren.

Von materiellen Dingen besessen zu sein, ist vergleichbar. Angenommen, wir fühlen uns mit unserem Leben nicht zufrieden. In diesem Fall ist es einfach, die Erlösung in etwas zu suchen, von dem wir glauben, dass es uns fehlt: Ein besseres Auto, mehr Geld, neue Kleider, ein größeres Haus, teure Reisen, eine bestimmte Art von Gruppenzugehörigkeit, die Liste ist endlos ...

Falls du darauf wartest, dass das nächste große Ding den Schlüssel zur Glückseligkeit beinhaltet, dann muss ich dich leider enttäuschen. Das wird nicht eintreten.

Es gibt sogar eine Redewendung, die damit einhergeht: „Der Fluch der Lotterie."

Natürlich kann ein gesunder, ausgeglichener Mensch Großes leisten und das Leben mit seinen Gewinnen genießen. Die Ironie an der Sache ist: Diese Menschen müssen gar nicht erst im Lotto gewinnen, um glücklich zu sein!

Der Einfluss von Älteren und Mentoren in jungen Jahren

Viele von uns waren während der prägenden Jahre von materiellen Besitztümern besessen, wie wir sie oben definiert haben. Jedoch sind die Dinge nicht immer so, wie sie scheinen.

Typische Beispiele können in Form unserer Eltern daherkommen, die von uns erwarten, dass wir eine bestimmte Schule besuchen, eine bestimmte Art von Freunden haben oder einen bestimmten Job ausüben. Die Älteren um uns herum erwarten möglicherweise von uns, dass wir ein spezifisches Standing erreichen und andere durch materielle Dinge beeindrucken.

Das Gegenteil kann eintreten.

Diejenigen unter uns, die arm aufwuchsen, würden eher sterben, als wieder so zu leben, wie sie es als Kinder taten. Einige verspüren Scham, Schuldgefühle oder sind peinlich berührt von den Umständen der eigenen Kindheit und sehnen nichts mehr herbei, als das Elend der eigenen Eltern hinter sich zu lassen. Dies kann sich auf vielfältige Weise äußern. Wir sagen uns selbst, dass wir niemals, unter keinen Umständen, so leben werden.

Viele berühmte Musiker und Sportler können in diese Kategorie eingeordnet werden. Ihr Antrieb, diese Bedingungen aus früheren Zeiten zu überwinden, hat sie zum Erfolg getrieben und auch dazu, diesen Erfolg offen zu präsentieren.

Unabhängig davon, ob unsere Eltern uns bewusst auf den Pfad des Materialismus geleitet haben oder ob dies indirekt aufgrund ihres Verhaltens passierte - unsere jungen, prägenden Jahre spielen eine Schlüsselrolle in Bezug auf Materialismus und Konsumverhalten.

Umgang mit der Angst vor Sterblichkeit

Zeit, ein wenig düster zu werden. Unsere Zeit auf Erden ist begrenzt - die große Gemeinsamkeit aller. Niemand ist davon ausgenommen und es gibt keinen Weg, dies zu ändern.

Nun ja, einige von uns versuchen das Beste, um diese Tatsache zu bekämpfen. Eine der Möglichkeiten, dies zu probieren, besteht darin, extrem an dem zu hängen, was wir in diesem Leben haben. Dies beinhaltet einen Hang zu materiellen Dingen.

Wenn wir genug Geld verdienen, einen bestimmten Status erreichen oder alle möglichen materiellen Dinge besitzen, können wir vielleicht die Endlichkeit des Lebens vergessen. Vielleicht können wir diese Dinge ja sogar mit uns ins Jenseits nehmen!

Menschen denken seit Jahrtausenden so. Pharaonen wurden häufig mit ihren Reichtümern im alten Ägypten begraben. Eine ähnliche Praxis war bei nordischen Beerdigungen üblich.

In jedem Fall opfern viele Menschen so einiges, um diese materiellen Güter zu erlangen und denken, dass diese unerlässlich sind, damit das Leben einen Sinn oder Wert hat. Angesichts der Tatsache, dass das Leben vorübergehend ist, beginnt man sich jedoch zu fragen, was tatsächlich geopfert wird, wenn wir materielle Dinge zum Zentrum unseres Seins erheben.

DEM MATERIALISMUS ENTFLIEHEN

Für viele Menschen ist die Flucht vor dem Materiellen der beste Weg, um wahres Glück zu erlangen. Sobald du aufhörst, den Wert von Dingen, Aktivitäten und sogar Menschen anhand ihres Preises zu bemessen, begibst du dich auf den Pfad zur Erlangung innerer Freude.

Höre auf damit, Shopping zu einer Freizeitbeschäftigung zu machen

Höre auf, das Einkaufszentrum als Unterhaltungsort zu betrachten. Glück liegt nicht in den Dingen. Es liegt in uns verborgen. Das Problem, das Einkaufszentrum als Unterhaltungsort zu sehen, besteht darin, dass der Ort auf der Ideologie des Materiellen fußt. Alles, was es gibt, steht zum Verkauf. Ladenbesitzer werden fast alles tun, um dich zum Kauf zu bewegen. Und Werbung ist überall. Wenn du dich selbst als „Shopper“ definierst, wird dich ziemlich bald das

Gefühl ereilen, deine Pflicht nicht erfüllt haben - es sei denn, du verlässt den Ort mit einer Tasche voller Sachen, die du nicht brauchst. Dann haben sie dich!

- Gehe nicht mit Freunden ins Einkaufszentrum. Gehe allein und mache einen Geschäftstrip daraus.
- Sei dir im Klaren darüber, was du willst, bevor du den Laden betrittst, kaufe es und verlasse diesen Ort umgehend.
- Erstelle eine 30-Tage-Liste. Wenn du dich für den Kauf eines Produktes entscheidest, setze es auf deine Liste. Sage dir jetzt, dass du diesen Artikel dreißig Tage lang nicht kaufen kannst. Sind die dreißig Tage vergangen und du möchtest den Artikel noch immer, dann kaufe diesen. Diese Wartezeit hilft, festzustellen, wie wichtig dir etwas tatsächlich ist.
- Denke daran, dass Glück zwei Elemente umfasst. Eines ist das momentane Gefühl der Freude, das andere ist die Erfüllung, die sich aus einem sinnvollen Leben ergibt. Es ist unabdingbar, an beiden Aspekten zu arbeiten.

Kaufe Gebrauchtwaren

Wenn du den Drang verspürst, etwas zu kaufen, dann versuche, es in gebrauchtem Zustand zu finden. Gebraucht-Kaufen bringt dich aus dem Einkaufszentrum und in eine andere Welt. Second-Hand-Läden und Flohmärkte operieren mit einer anderen Marktwahrnehmung. Es ist nicht unbedingt anti-materialistisch, aber sicherlich weniger materialistisch als ein Einkaufszentrum.

- Internetdienste wie *Craigslist* und *e-Bay* machen den Kauf gebrauchter Artikel einfacher als früher. Der direkte Handel, den solche Dienste bieten, kann dich aus dem toxischen Kreislauf des extremen Konsums herausholen.

- Gebrauchtes in Second-Hand-Läden und auf Flohmärkten zu kaufen, bedeutet normalerweise, dass du es mit anderen Menschen zu tun hast, von Angesicht zu Angesicht, statt mit einem gesichtslosen Konzern.

Beschränke deinen TV-Konsum

Du musst nun nicht gleich zum Fernsehhasser werden - es genügt, zu erkennen, dass das Fernsehen von den Interessen der Werbetreibenden dominiert wird. Nicht nur ist der Anteil an direkter Werbung im TV signifikant, auch vermeintlich werbefreie Inhalte transportieren die Ideologie des Materialismus der Werbetreibenden. Die Schauspieler, die zum Beispiel in Sitcoms zu sehen sind, tragen keine Kleidung, die sie selbst aussuchen. Sie tragen Kleidung, die auf die angepeilte Zielgruppe der Werbetreibenden abgestimmt ist.

- Zwinge dich dazu, alle Fernsehgeräte für eine Woche, als Experiment, auszulassen. Falls du damit nicht umgehen kannst, probiere dies für die Dauer von 3 Tagen.

- Finde heraus, wie viele Stunden du pro Woche fernsiehst. Entscheide dann, was du wirklich vermissen würdest, falls du gänzlich auf das Fernsehen verzichten würdest. Sieh dir nur die Shows an, die du wirklich vermissen würdest, und vergiss den Rest!

- Nur mit anderen zusammen fernsehen, nie allein! Gemeinsam zusammenzusitzen, erlaubt es dir, mit deinen Mitmenschen zu interagieren, statt allein und isoliert dem Dauerfeuer von Werbebotschaften ausgesetzt zu sein.

Beschränke das Browsen im Netz

Leider ist das Internet, neben dem Fernsehen, das zweitwichtigste Medium für die Verbreitung einer materialistischen Botschaft. Die Verbreitung der Promi-Kultur, die unglaubliche aufdringliche Werbung und natürlich das Online-Shopping machen es schwer, sich dem ausufernden Materialismus zu entziehen.

- **Noch mehr als das Fernsehen fördert die Nutzung des Internets die Selbstbezogenheit und einen einsamen Lebensstil.** Anstatt ein Einsiedler zu werden, wende dich realen, sozialen Netzwerken zu. Schließe neue, nicht virtuelle, Freundschaften, statt Facebook und Twitter zu nutzen.

- **Verbanne eine Internetfunktion aus deinem Leben.** Die meisten Menschen nutzen das Internet für mehr als einen Zweck. Sie benutzen es, um Spiele zu spielen, Nachrichten zu erhalten oder für den Kauf von Produkten. Der Verzicht auf eine dieser Funktionen ist einfacher als das Fallenlassen aller. Dies kann dir helfen, deine generelle Internetnutzung in den Griff zu bekommen.

Werde dir deiner Umgebung bewusst

Grün zu denken ist nicht kompatibel mit einem auf Dinge ausgerichteten Lebensstil. Die meisten der heutigen, ernsthaften Umweltprobleme, mit denen wir es heutzutage zu tun haben - inklusive Klimawandel, ausufernden Mülldeponien oder Luftverschmutzung, um nur einige zu nennen - wurden durch den ausufernden Konsum hervorgerufen.

- Erkenne den Zusammenhang zwischen Umweltzerstörung und einer materiell bedingten Lebensweise. Zum Beispiel produziert der Kauf von Wasser in Flaschen Millionen von Plastikflaschen, die in Flüssen und Seen, ganz zu schweigen von den Ozeanen, auf- und abschaukeln.

- Mache Recycling zu deiner Religion. Wenn du Recycling zu einer Lebenseinstellung machst, wirst du bemerken, wie töricht es ist, Objekten anhand ihres Preises einen Wert zuzuordnen.

- Auch der Mensch ist Teil der Natur. Grün zu denken, kann dir helfen, deine Identität wiederzuerlangen.

Entrümpelung

Gehe durch deine Schränke und andere Bereiche und fange damit an, Dinge loszuwerden, für die du keine Verwendung mehr hast. Die meisten Menschen empfinden es als eine Offenbarung zu realisieren, wie viel Müll sie über einen Zeitraum von Jahren ansammeln. Das Entrümpeln ist ein positiver Ansatz und lässt dich erkennen, wie gedankenlos Konsum sein kann. Du brauchst nichts von diesem Zeug! Du hast keine Freude daran. Was du jedoch genießen wirst, ist ein weniger überladenes Haus oder Apartment.

Beteilige dich an immateriellen Formen der Unterhaltung. Die Welt bietet viele interessante Aktivitäten, die überhaupt nichts mit Fernsehen oder Surfen im Internet zu tun haben. Genieße Brettspiele, Kunst oder das Wandern. Versuche, Verwandte und andere geliebte Menschen häufiger zu besuchen, oder engagiere dich bei einer Wohltätigkeitsorganisation.

Lies ein Buch statt einer Zeitschrift! Zeitschriften haben schon vor langer Zeit aufgehört, ihre Gewinne aus Abonnements und Ladenverkäufen zu erzielen. Heute ist alles Werbung! Das Lesen eines Buches kann eine Pause von der Bombardierung durch Zeitschriftenanzeigen bieten.

Lerne deine Nachbarn kennen

Lerne sie so kennen, wie deine Eltern und Großeltern ihre kennengelernt haben – das heißt, verbringe tatsächlich etwas reale Zeit mit ihnen. Iss mit ihnen zu Mittag oder lade sie zum Abendessen ein. Finde heraus, was diese Menschen an ihrer Gegend stört und was sie daran wirklich mögen. Du kannst positive Emotionen fördern, indem du Wertschätzung und Dankbarkeit zeigst.

- Besuche keine professionellen Sportveranstaltungen. Dies ist so teuer geworden, dass ein großer Teil der arbeitenden Bevölkerung, insbesondere Familien, ausgeschlossen wird. Für eine vierköpfige Familie, die ein Baseballspiel besucht, fallen schnell bis zu 400 US-Dollar oder mehr an, wenn wir Tickets, Snacks, Souvenirs und Parkgebühren berücksichtigen. Alternativ gibt es in umliegenden Sportstätten häufig attraktiven Amateursport und der Eintritt ist häufig sogar gratis. Es geht darum, das Spiel als solches genießen zu können. Was hat der Sport mit einem Bier für 12 € zu tun? Was ist also falsch daran, stattdessen an einem Spiel der Jugend teilzuhaben und zuzusehen, wie Zwölfjährige aus Liebe zum Sport spielen?

- Lerne, dass jedes Objekt im Leben gehen muss, sobald deine Bindung daran so intensiv wird, dass es dein Leben in Besitz nimmt. Wenn du dich auf diese Dinge konzentrierst, vergisst du, wie es ist, sich wirklich zu amüsieren. Also, lebe glücklich! Schaffe keine gierige, emotionale oder wertdefinierte Abhängigkeit von irgendetwas. Das Verfolgen sinnvoller Ziele hilft stattdessen, dein Leben zu verbessern, und macht dich glücklich.

DIE PSYCHOLOGIE UND DIE AUSWIRKUNGEN DES MATERIALISMUS VERSTEHEN

Es ist unbestreitbar, dass der Materialismus zu einem weit verbreiteten Trend in unserer Kultur geworden ist. Schaue dir nur den verbreiteten Wunsch an, mehr Geld zu verdienen und materielle Güter zu besitzen. Du wirst feststellen, dass die meisten Menschen in einem Hamsterrad aus Konsum und Besitz rotieren – mehr als jemals zuvor. Obgleich es noch keine schreckliche Angewohnheit ist, weltliche Besitztümer sein Eigen zu nennen und materielle Dinge zu genießen, ist es zweifellos falsch, moralische Ideale im Streben nach materiellem Reichtum aufzugeben.

Die Psychologie des Materialismus

Viele Leute sind von Materialismus geradezu besessen. Einfach gesagt, die Menschen sind verrückt nach Geld und nur das Geld zählt. Sie haben ein Verlangen nach Geld, genau wie ein Ess-Süchtiger, der immer auf der Suche nach Nahrung ist, ohne zu wissen, dass Völlerei tatsächlich schädlich für ihn ist. Auf dieselbe Weise realisieren materialistische Menschen nicht, dass die ausschließliche Investition ihrer wertvollen Zeit in das Erwirtschaften und Ausgeben von Geld kein Glück kaufen kann. Dennoch haben die Menschen es eilig, so viele materielle Güter wie möglich zu anzuhäufen. Es gibt jedoch unzählige negative Auswirkungen von Materialismus. Einige von ihnen sind unten aufgeführt.

Auswirkungen der Psychologie des Materialismus

Der Verlust moralischer Werte

Menschen, die Wert auf Geld und andere weltliche Dinge legen, geben einerseits moralische Werte auf, um andererseits weltlichen Besitz zu erwerben. Sie glauben, dass nichts falsch daran ist, auf egoistische Handlungen zurückzugreifen, um den Luxus des Lebens zu genießen. In der Tat werden einige Menschen fast alles tun, um den Luxus des irdischen Lebens maximal auszukosten. Menschen berauben und verlassen oft andere, um zum Zwecke eines ausufernden Lebensstils mit amoralischen Mitteln Geld zu verdienen. Dabei vernichten die meisten von ihnen die Grundwerte des menschlichen Lebens.

Gestörte Beziehungen

Wenn moralische Werte beiseitegelassen werden, wirkt sich dies stark auf deine Beziehung aus. Ob es sich um eine familiäre Bindung oder eine soziale Beziehung handelt, Menschen verhalten sich wie Tiere, wenn es darum geht, simple Befriedigungen zu erlangen. Die meisten dieser Menschen denken, dass es kein Jenseits gibt, wo sie wegen ihrer Taten zur Rechenschaft gezogen werden. Infolgedessen legen sie wenig Wert auf intensive Beziehungen und gehen primär Geldangelegenheiten nach.

Unethischer Lebenswandel

Menschen, die mit der Philosophie des Materialismus leben, messen sich oft mit anderen, um noch mehr materielle Freude zu erlangen. Sie kümmern sich nicht darum, ob sie mit den richtigen oder falschen Mitteln Geld verdienen. Sie sind ausschließlich besorgt darüber, wie viel Geld sie in kürzester Zeit verdienen können. Ethisches Leben hat keine Priori–ät mehr - diePrioritätPriorität besteht aus zählbaren Profiten. Alle unethischen Möglichkeiten werden genutzt, um Geld für ein verschwenderisches Leben zu verdienen.

Abschließende Worte

Die psychologischen Auswirkungen des Materialismus haben viele negative Auswirkungen auf das Leben eines Menschen. Trotzdem rennen immer mehr Menschen Geld und materiellen Dingen hinterher. Du kannst jedoch vermeiden, ein Opfer des Materialismus zu werden und dich vor allen negativen Aspekten bewahren, indem du dich an moralischen Werten orientierst. Wenn du moralischen Werten folgst, während du gleichzeitig in einer materialistischen Welt nach Erfolg strebst, wirst du dieselben Fortschritte erzielen können und bist dennoch weiterhin in der Lage, eine harmonische Beziehung zu jedem innerhalb der Gesellschaft aufrechtzuerhalten.

KOSTSPIELIGE KONSEQUENZEN EINES MATERIALISTISCHEN MINDSETS

Vielleicht bist du der Ansicht, dass dir alles, was du dir wünschst, auch zusteht, wenn du hart genug dafür arbeitest. Eine materialistische Denkweise ist jedoch mit einem hohen Preis verbunden. Die Tatsache, dass du danach strebst, dir bestimmte Dinge zuzulegen, macht dich noch nicht zu einem Materialisten. Darüber hinaus erfordert eine materialistische Denkweise nicht notwendigerweise eine große Summe Geldes. Dennoch leidest du jedoch möglicherweise an Materialismus, wenn dein Hauptanliegen darin besteht, Dinge zu kaufen und zu beschaffen, während du gleichzeitig essenzielle Aspekte des Lebens hintenanstellst. Eine derartige materielle Denkweise kann sieben, möglicherweise schwerwiegende, Auswirkungen haben.

Du bist niemals zufrieden

Ein Mangel an Zufriedenheit ist eine von mehreren beträchtlichen Auswirkungen einer solchen Denkweise. Materialistische Menschen sind üblicherweise besessen davon, mehr zu wollen. Höher, schneller, weiter ... Sie arbeiten hart, um Dinge kaufen zu können, aber sobald sie dies erreicht haben, lässt die Freude darüber schnell nach und sie jagen dem nächsten Objekt der Begierde nach. Dies schafft einen gefährlichen Kreislauf, der diese Menschen in einer Endlosschleife verharren lässt - sie erreichen nie wirkliche Zufriedenheit.

Ein falsches Erfolgsverständnis

Falls du einer materiellen Denkweise unterliegst, unterliegst du möglicherweise einer verzerrten Sicht auf das Thema Erfolg. Dann hängt der materielle Erfolg von der Größe des Bankkontos ab. Geld ist jedoch nicht die Definition von Erfolg. Auch betrachten diese Personen andere Menschen mit weniger Geld und weniger Besitztümern häufig als minderwertig – selbst dann, wenn letztgenannte ein einfaches Leben führen, nachdem sie sich bewusst dazu entschlossen haben.

Du könntest dich überschulden

In dem Bestreben, immer das neueste neue Produkt, unabhängig von dessen Preis, zu erhaschen, laufen materialistische Personen Gefahr, hohe Schulden anzuhäufen. Etliche dieser Menschen haben nicht viel Geld. Da sie dennoch fest entschlossen sind, neue Dinge zu kaufen und ein bestimmtes Image zu präsentieren, neigen sie häufiger zu Zahlungen mit Kreditkarte. Leider haben sie nicht immer die Mittel, um diese Schulden anschließend zu begleichen.

Materialismus zu Lasten deiner Ersparnisse

Finanzexperten empfehlen, 10 Prozent des Gehalts für schlechte Zeiten zu sparen. Materialistische Personen, die ständig Dinge kaufen, um sich besser zu fühlen, werden diese potenziellen Rücklagen für Dinge verbrennen, die sie nicht benötigen. Kleidung, Schmuck, Elektrogeräte oder Urlaube ... Dies geht zwangsläufig auf Kosten der Ersparnisse, was es schwieriger macht, später mit unerwarteten Ausgaben umzugehen.

Habsucht

Geld bietet Schutz. Wir alle brauchen Ressourcen, um uns ein Dach über dem Kopf oder Essen auf dem Tisch zu sichern. Wenn du darüber hinaus jedoch einer materiellen Denkweise unterliegst, könntest du eine ungesunde Liebe zum Geld entwickeln. Geld kann dann gewissermaßen zu deinem Gott werden. Du neigst dann dazu, irrationale Entscheidungen zu treffen und unnötige Risiken einzugehen, um noch mehr davon anzuhäufen.

Du kaufst ohne jeden Grund

Deine Besessenheit, stets dem Neuesten nachzujagen, begünstigt Kaufsucht - du kaufst dann nur um des Kaufens Willen. Ungünstigerweise ist es möglich, auf lange Zeit Dinge zu akquirieren, die du weder willst noch brauchst, bis das Problem offensichtlich wird. Wenn du nicht auf der Hut bist, kann Materialismus den Einstieg in eine destruktive Kaufsucht bedeuten.

Glück ist nicht käuflich

Manche Menschen werden materialistisch, weil sie fälschlicherweise glauben, dass neue Dinge ihnen zu Erfüllung verhelfen. Obwohl diese Shopping-Therapie Wirkung zeigen kann, ist diese Form des Glücks oft nur von kurzer Dauer. Statt beim Shopping eine vermeintliche Lücke zu füllen, solltest du lieber Problem der Unerfülltheit auf den Grund gehen, um herauszufinden, warum du dich innerlich leer fühlst.

Materialismus ist ein gefährliches Problem. Das Fortschreiten kann, falls nicht gegengesteuert wird, massive Schulden und den Verlust finanzieller Sicherheit und Kaufsucht zur Folge haben. Welche weiteren Auswirkungen des Materialismus hast du beobachten können?

Materialism

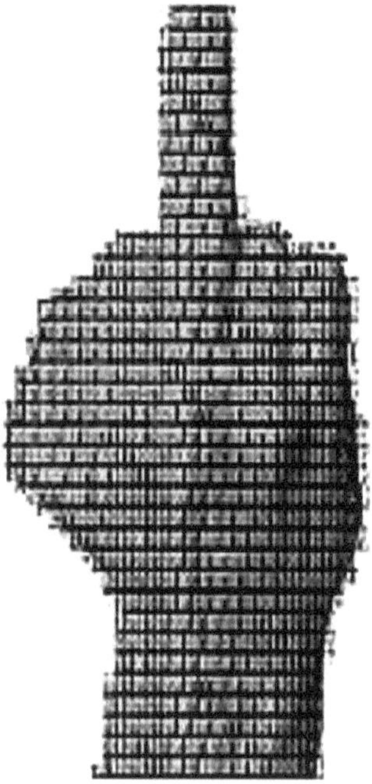

My-mindguide.com

GRUNDLEGENDE ACHTSAMKEIT BEGÜNSTIGT DIE ERHOLUNG VON SUCHTERKRANKUNGEN

Einfach ausgedrückt, beschreibt Achtsamkeit die Disziplin, nach einem tieferen Bewusstsein zu streben. Sie basiert auf antiken, transhimalaiischen Philosophien der Kontemplation und Bewusstseinsbildung. Doch auch ohne Meditation ist es laut Forschungen möglich, dass die wiederholte Anwendung bewusster Aktivitäten zu einer signifikanten Änderung in Bezug auf Eigenschaften und Angewohnheiten führen kann. Dies begünstigt ein achtsameres Leben im Alltag. Obwohl auf Achtsamkeit basierende Therapien ein neuartiger Ansatz zur Genesung sind, gibt es immer mehr Beweise für deren Wirksamkeit.

Missverständnisse über Achtsamkeit

Der Sinn des Praktizierens von Achtsamkeit besteht nicht darin, einen leeren Geisteszustand zu erreichen. Im Gegenteil, es geht vielmehr darum, bewusster – also vollständiger präsent zu sein. Es geht darum, das Bewusstsein für Momente, Gedanken, Emotionen und Empfindungen zu schärfen, darum, das Bewusstsein zu fördern, statt es zu vertreiben. Dies ist eine

Praxis der Neugier auf alles, was du bewusst durchlebst, sowie der Befreiung des Geistes davon, diese Dinge direkt beurteilen zu müssen.

Obwohl Achtsamkeit ein Teil verschiedener Formen der Meditation ist, sind die beiden Begriffe nicht identisch in ihrer Bedeutung. Meditation ist eine dedizierte Aktivität - geplant und ausgeführt. Achtsamkeit ist das Verständnis unserer Gedanken und die Wahrnehmung unserer Erlebnisse in Echtzeit. Eine Praxis, die eigene Wahrnehmung der Realität im Alltag zu beobachten und zu realisieren.

DIE ROLLE DER ACHTSAMKEIT WÄHREND DER GENESUNG

Bei der Genesung ermöglicht Achtsamkeit den Klienten, sich auf die Gegenwart zu konzentrieren, anstatt auf Vergangenheit oder Zukunft. Dies ist besonders wertvoll, wenn es darum geht, sich mit Heißhunger oder unerwünschten Gedanken an Substanzen auseinanderzusetzen. Statt die Gefühle oder Emotionen zu vermeiden, die mit diesen Heißhungerattacken einhergehen, lehrt Achtsamkeit die Menschen, ihre Gefühle zu benennen und zu tolerieren. Sie erlaubt ihnen, ihre Gewohnheiten oder Verhaltensweisen unvoreingenommen anzugehen. Diese Praktik offenbart den Menschen einen Einblick darin, wie sie mit negativen Emotionen und Situationen fertig werden, indem sie bewusst darüber reflektieren, statt sich auf die bloße Gier nach etwas zu konzentrieren. Wenn ein Suchtkranker etwa zu einem Ehemaligentreffen eingeladen wird und er weiß, dass es dort Alkohol oder eine Substanz geben wird, von der er abhängig ist, kann dies zu hohem Stress führen. Er fragt sich vielleicht, ob er trinken wird, oder macht sich Sorgen darüber, dass er unter dem Druck der anderen nachgeben könnte. Wie werden die anderen reagieren, wenn er den Drink ablehnen muss? Mit Achtsamkeit können Menschen diese Gedanken als fiktive Szenarien erkennen. Sie können mit diesen Gedanken angemessen umgehen.

Dies ist ein Moment, in dem die Menschen erkennen, dass sie eine Wahl haben. Sie müssen nicht dem Druck der anderen nachgeben. Sie können sich bewusst entscheiden, nicht zu trinken. Es kann ihnen helfen, mit der Erkenntnis fertig zu werden, dass sie auch ihr Umfeld ändern müssen. Achtsamkeit stellt die erforderlichen Werkzeuge bereit, um sich umgebungsbedingter Auslöser bewusst zu werden - und wie man sie vermeidet. Das bewusste Praktizieren von Achtsamkeit hilft auch bei der Bewältigung von psychologischen Problemen, die Drogenmissbrauch begünstigen oder während des Entzugs beschleunigt werden können. Forscher haben MRT-Untersuchungen verwendet, um die Reaktion des Gehirns auf Achtsamkeitsübungen zu überwachen. Den Scans zufolge kann der Bereich des Gehirns, der für die Rolle bei Stress bekannt ist – die Amygdala – nach der Anstrengung kleiner werden. Die Reduzierung von Stress ist essentiell für die Motivation eines Patienten zur Genesung. Letztendlich gibt Achtsamkeit den Behandelten die Mittel an die Hand, um mit ihren Emotionen und Belastungen, ohne Selbstmedikation, richtig umzugehen.

EVIDENZ ÜBER DIE UNTERSTÜTZENDE WIRKUNG DER ACHTSAMKEITSBASIERTEN SUCHTTHERAPIE

Da die auf Achtsamkeit basierende Rückfallprävention (MBRP) eine gängiger werdende Praxis ist, gab es ein hohes Interesse bei Forschern, deren Wirksamkeit zu testen. Obwohl eine überwältigende Menge an Beweisen auf eine Verringerung der Rückfallraten hindeutet, deuten einige Hinweise darauf hin, dass es sich um eine selektive Behandlungsform handelt - etwas, das nicht universell passend genutzt werden kann. Ein Gesundheitsdienstleister weiß jedoch, wie er die besten Entscheidungen treffen und effektive Behandlungsmöglichkeiten anbieten kann. Achtsamkeitsübungen sollten mit Bedacht eingesetzt werden. Eine Studie aus dem Jahr 2013 ergab, dass diejenigen, die MBRP ausgesetzt waren, deutlich niedrigere Raten des Substanzkonsums und eine stärkere Abnahme des Verlangens nach der Substanz zeigten. Unter Verwendung von MRT-Daten legen Forschungsergebnisse nahe, dass MBRP die neuronalen Reaktionen auf Verlangen und andere negative Auswirkungen verändern kann, was das Risiko eines Rückfalls verringern kann.

Andere Untersuchungen zeigen, dass Achtsamkeit ein Gefühl der Akzeptanz gegenüber der Sucht einer Person fördert. Weitere Studien belegen, dass die fortgesetzte Praxis von Achtsamkeitsübungen dazu führt, dass Menschen mentale Beeinträchtigungen, wie traumatische Erfahrungen, realisieren und einschätzen können. Dies begünstigt positivere Resultate auf lange Sicht. Eine kürzlich veröffentlichte Studie legt nahe, dass die Erfolgschancen einer Suchttherapie stark davon abhängen, ob der Patient seine Erkrankung korrekt wahrnimmt. Jemand ohne diese Neigung wird wahrscheinlich eine längere, intensivere Behandlung benötigen. Was psychologisch in einer Person vor sich geht, wird auch die Wirksamkeit einer auf Achtsamkeit basierenden Behandlung bestimmen. Gibt es vielleicht ein Trauma, das behandelt werden muss? Daraus resultierende Stimmungsschwankungen etwa machen Konzentration und Selbstbestimmung für einige problematischer als für andere. Angst ist eine Störung, die die Konzentration einer Person massiv beeinträchtigen kann. Es ist zwingend erforderlich, dass daran leidende Patienten behandelt werden, um sicherzustellen, dass die Achtsamkeitstherapie ihre volle Wirkung entfalten kann.

Gibt es Beweise dafür, dass Achtsamkeit im Kampf gegen Sucht funktioniert?

Die kurze Antwort lautet: **Ja**. Eine 2018er Studie des National Institute on Drug Abuse (NIDA) ergab, dass ein bewusstes Trainingsprogramm zu besseren Ergebnissen bei der Suchtbehandlung von Frauen führte. Während der Studie lernten Frauen, interne Signale im Zusammenhang mit ihren Emotionen zu identifizieren und wahrzunehmen. Dies half ihnen, ihre Reaktionen auf verschiedene Emotionen zu regulieren und offener dafür zu sein, auf gesunde Weise zu reagieren, wenn Emotionen ausgelöst wurden.

Immer mehr Beweise deuten darauf hin, dass Achtsamkeit die Genesung von Suchterkrankungen verbessern kann, indem sie positive kognitive Prozesse stärkt. Darauf basierende Techniken begünstigen eine Vielzahl von Suchtproblemen, einschließlich Alkohol, Nikotin, Kokain oder Opiate.

Dank der Hilfe suchtbasierter Neurowissenschaften, wenden sich in zunehmendem Maße Gesundheitsdienstleister und Mediziner der traditionellen Praxis der Achtsamkeit zu, um destruktive Verhaltensweisen im Zusammenhang mit Suchterkrankungen zu bekämpfen. Einige auf Achtsamkeit basierende Praktiken, die kürzlich in Genesungsprogramme integriert wurden, umfassen:

- Achtsamkeitsbasierte Stressreduktion
- Achtsamkeitsbasierte kognitive Therapie
- Achtsamkeitsbasierte Rückfallprävention
- Achtsamkeitsorientierte Genesungsverbesserung

Die Kombination der traditionellen Meditationspraxis mit moderner Therapie kann für viele Menschen, die eine komplexe, lebensverändernde Phase der Suchtheilung durchlaufen, die beste Vorgehensweise bieten. Die kognitive Kontrolle kann wiedererlangt werden und verbesserte Gewohnheiten können zu einer langfristigen Genesung führen, indem man mehr über achtsamkeitsbasierte Aktivitäten lernt und diese praktiziert.

Wie kann Achtsamkeit dazu dienen, dir bei einer Suchterkrankung zu helfen?

Wir alle haben Sehnsüchte, aber was bewirkt den zusätzlichen Schritt in die Sucht? Sucht kann als eine Krankheit des Gehirns beschrieben werden, die durch Zyklen des Konsums von Substanzen definiert wird. Das Verhalten einer Person ist gekennzeichnet durch eingeschränkte Kontrolle über ihre Handlungen, starkes Verlangen und anhaltendes destruktives Benehmen.

Regelmäßige achtsame Übungen wie Meditation oder Yoga können helfen, einen Sinn für Klarheit zu entwickeln. Diese Klarheit erleichtert fundierte Entscheidungen und dient als Grundlage für spürbare Veränderungen im Alltag. Die Förderung von Achtsamkeit bewirkt eine verbesserte Aufmerksamkeit und ein klares Denken, was dir dabei hilft, Gedanken, Emotionen und Gefühle zu überwachen und damit zukünftigen Suchttendenzen zuvorzukommen.

Achtsamkeit fördert das nicht wertende Bewusstsein für Gewohnheiten, denen normalerweise freien Lauf gelassen wird. Etwa ein Bier nach der Arbeit, Glücksspiel oder dem Weg zur Apotheke. Sie lehrt uns, dass wir Wahlmöglichkeiten haben. Für Menschen, die sich in Genesung befinden, übt Achtsamkeit direkt die zugrunde liegenden neurologischen Funktionen aus, die mit dem Bestehen der Sucht verbunden sind. Darüber hinaus hat sich gezeigt, dass Achtsamkeit die ausführenden Funktionen des Körpers verbessert, indem sie ein höheres Maß an kognitiver Kontrolle bietet. All dies führt dazu, dass auf Achtsamkeit basierende Übungen das Gedächtnis, die Aufmerksamkeit und sogar die Entscheidungsfindung verbessern.

Insbesondere hat sich gezeigt, dass die auf Achtsamkeit basierende kognitive Therapie (MBCT) dabei hilft, Rückfälle zu verhindern. Wenn eine Person, die mit der Sucht gekämpft hat, den richtigen therapeutischen Weg findet, wird die Genesung, die einst wie ein ferner Traum erschien, endlich erreichbar.

Warum ist Achtsamkeit schwer zu erreichen?

Die heutige gesellschaftliche und berufliche Atmosphäre kann wie ein Dauerzustand rascher und permanenter Veränderungen erscheinen. Die andauernde hohe Energie des Dauerstresses kann zu einem Gefühl des Ungleichgewichts führen, was oft zu Angst und geistiger und emotionaler Belastung führt. Die unerbittliche tägliche Exposition gegenüber all dem kann eine gigantische Herausforderung darstellen und das macht es schwierig, ein Gefühl von Ausgeglichenheit, Frieden und Zufriedenheit zu bewahren.

Selbsttherapie schafft ein reichhaltigeres und objektiveres Bewusstsein für sich selbst und die Welt (Achtsamkeit) und bewirkt die Implementierung neuer Denkweisen in Verbindung mit einem Gefühl von bewusster Wertschätzung. Das Beobachten unserer Gedanken und Möglichkeiten, unsere Erfahrungen zu verarbeiten, erfordert eine Entschleunigung, um die Gegenwart vollständiger zu erleben.

Diese neue Adaption kann sich zunächst unangenehm anfühlen. Wie bei jeder anderen Fähigkeit braucht es Übung, um sie zu beherrschen, und jeder Einzelne muss verschiedene Techniken ausprobieren, um herauszufinden, welche zum Ziel führen. Es gibt keine Möglichkeit des Scheiterns, während du versuchst, achtsamer zu werden. Bei den Bemühungen darum ist allein der Weg zu einem solchen Zustand bereits ein Erfolg, denn dieser bewusste Versuch beinhaltet bereits eine Konzentration auf das innere Ich.

Achtsamkeit als Mittel der Traumabewältigung

Sich mit hoher Geschwindigkeit durch das Leben zu bewegen, ist ein Merkmal für die Auswirkungen vergangener Traumata. Das Praktizieren von Achtsamkeit bietet ein wichtiges Mittel, um die oft langanhaltenden Auswirkungen von Traumata zu überwinden. Jede Person kann ein Maß an Selbsttherapie wählen, um das tägliche Bewusstsein mit größerer Aufmerksamkeit zu bereichern.

Einen Zustand verbesserter Achtsamkeit lässt sich für jeden erreichen - unabhängig von Tempo und Takt der Therapie. Eine einfache Übung, wie das Schließen der Augen im Sitzen, während du deinen eigenen Gedanken und Gefühlen unvoreingenommen lauschst, hilft dir bereits dabei. Achtsam zu sein bedeutet, voll und ganz in deiner Umgebung präsent zu sein, sich deiner geistigen, emotionalen und körperlichen Reaktionen darauf bewusst zu werden und dabei zu entdecken, dass du mit dir ins Reine kommst.

Wie kann ich Achtsamkeit üben?

Achtsamkeit zu praktizieren, ist ein Weg, den Geist zu begreifen und auf deine Gedanken zu achten, während sie in deinen Geist hinein und aus ihm herausfließen. Es geht darum, deine Gedanken zu bewusst wahrzunehmen - wie sie kommen und gehen. Du konzentrierst dich auf den Moment und lebst im Hier und Jetzt. Es ist ein Weg zu innerer Ausgeglichenheit und größerem Glück. Es braucht etwas Übung, um sich mehr und mehr selbst zu finden und damit einen andauernden Zustand der Achtsamkeit aufrechtzuerhalten. Übe also jeden Tag für ein paar Minuten, bis du feststellst, dass es zu einem Automatismus wird. Stärke deine sich entwickelnde Gewohnheit, indem du absichtlich dann übst, wenn du das Gefühl hast, aus dem inneren Gleichgewicht zu geraten.

Setze diesen Prozess fort, bis du bemerkst, dass du schließlich mehr und mehr in einem achtsamen Zustand lebst. Denke jedoch daran, dass Achtsamkeit ein Bemühen ist, das für andauernde Veränderungen regelmäßig praktiziert werden muss. Verstehe dies als eine lebenslange Reise, die dich fortlaufend mit höherer Lebensqualität belohnen wird.

Äußere Hilfsmittel zur Kultivierung von Achtsamkeit

Das Praktizieren von Achtsamkeit kann in unserem geschäftigen Leben und unserer schnelllebigen Umgebung eine Herausforderung darstellen, aber wir profitieren von einer großen Variation an Hilfsmitteln, die uns dazu verhelfen. Auch Achtsamkeitsgruppensitzungen können ein probates Mittel sein, zudem öffnet dies die Tür für zusätzliche Möglichkeiten der Gruppenmeditation. Alternativ kannst du Aktivitäten, wie Radfahren, laufen oder anderes nutzen, um deine bewusste Wahrnehmung und den zielgerichteten Fokus darauf zu verbessern. Moderne Technologien bieten zusätzliche Ressourcen für die Verbesserung von Achtsamkeit. Online-Videos und Podcasts bieten wirkungsvolle Wissensquellen in diesem Bereich. Es existieren sogar kostenlose Apps, die beim Meditieren helfen, und andere, um Achtsamkeit zu entwickeln und zu üben.

Das Praktizieren von Achtsamkeit kann die Suchtheilung begünstigen

Achtsamkeit bedeutet zu lernen, im Moment präsent zu sein und sich seiner Umgebung bewusst zu sein. Es ist eine alte buddhistische Praxis, die wissenschaftlich bestätigt wurde. Jedes Jahr bestätigen neue Forschungsergebnisse die Vorteile der regelmäßigen Ausübung von Achtsamkeitsmeditation. Achtsamkeit kann im Kampf gegen die Sucht besonders hilfreich sein. Achtsamkeitsbasierte Stressreduktion (MBSR), Achtsamkeitsbasierte Kognitionstherapie (MBCT) und Dialektisch-Behaviorale Therapie (DBT) sind nur einige der therapeutischen Modalitäten, die dazu zählen. Das Anwenden von Achtsamkeitsübungen zu Zwecken der Genesung kann auf verschiedene Weise helfen, einschließlich der unten aufgeführten.

Achtsamkeit ist das Gegenteil von Vermeidung

Substanzmissbrauch soll oft dazu dienen, schmerzhafte Emotionen, aufdringliche Gedanken, soziale Ängste und körperlichen Schmerz zu vermeiden. Was als Palliativ beginnt, wird schnell zur Sucht. Wenn du Achtsamkeit übst, trainierst du dich selbst, alles zu akzeptieren, was du gerade durchlebst - anstatt zu versuchen, dem aus dem Weg zu gehen. Indem du akzeptierst, was passiert, und dich mit der Erfahrung auseinandersetzt, lernst du, dass unangenehme Erfahrungen vorübergehend und erträglich sind.

Achtsamkeit hilft dir bei der Entspannung

Zu lernen, sich zu entspannen, ist eine entscheidende Fähigkeit bei der Genesung von Suchterkrankungen. Es trägt entscheidend dazu bei, Stress abzubauen, was auch dazu führt, Schmerzen, Angstzustände, Entzugserscheinungen und die mit chronischem Stress verbundenen körperlichen Schäden zu reduzieren. Die meisten von uns sind sich nicht bewusst, wann wir Stress bekommen, weil er sich allmählich einschleicht. Ehe wir uns versehen, sind wir angespannt und gereizt. Jeden Tag Achtsamkeit zu üben, bietet zwei große Vorteile im Kampf gegen Stress. Eine tägliche Pause, in der du ruhig sitzen und dich bewusst entspannen kannst. Dies verhindert, dass sich weiterer Stress bildet. Zudem wirst du dir bewusster darüber, was in deinem Körper und Geist vor sich geht. Zu wissen, wie man sich entspannt, ist eine wesentliche Fähigkeit, um mit Angststörungen und Entzugserscheinungen fertigzuwerden.

Achtsamkeit reduziert das Wiederauftreten von Depressionen

Mindestens die Hälfte der Menschen, die eine Behandlung wegen einer Drogenabhängigkeit suchen, haben auch ein gleichzeitig auftretendes psychisches Gesundheitsproblem. Die häufigsten davon sind Depressionen und Angststörungen. Etwa 17 Prozent der depressiven Menschen werden irgendwann eine Alkoholkonsumstörung entwickeln, und etwa 18 Prozent werden eine Drogenabhängigkeit entwickeln. Eine Untersuchung durch JAMA Internal Medicine von 47 vorliegenden Studien über Achtsamkeitstherapie- und Meditation hat bewiesen, dass Symptome von Depressionen in einem Maße gelindert werden, die mit Medikamenten vergleichbar ist und dass auch Symptome von Schmerzen und Angstzuständen verringert werden. Andere Studien haben herausgefunden, dass Achtsamkeit das Risiko des Wiederauftretens schwerer Depressionen reduzieren kann. Immerhin 80 Prozent der Menschen, die eine Vorgeschichte im Zusammenhang mit Depressionen haben, werden einen Rückfall erleiden. Es hat sich jedoch gezeigt, dass eine auf Achtsamkeit basierende, kognitive Therapie das Risiko eines Rückfalls um 43 Prozent reduziert. Für viele Menschen, die sich von einer Drogensucht erholen, kann eine signifikante Verringerung des Depressionsrisikos einen großen Unterschied bewirken.

Achtsamkeit lässt dich agieren, statt zu reagieren

Ein Grund, warum Sucht so schwer zu besiegen ist, ist, dass diese ein Muster von bedingten Reaktionen ist. Der Teil deines Gehirns, der für komplexes Denken verantwortlich ist, wird im Wesentlichen aus den Entscheidungsprozessen herausgenommen. Du reagierst reflexartig auf Reize, etwa im Zusammenhang mit Drogen und Alkohol. Das Üben von Achtsamkeit macht diese Konditionierung allmählich rückgängig. Eine maßgebliche Studie von erfahrenen Meditierenden fand heraus, dass Achtsamkeit die Struktur des Gehirns verändert. Der präfrontale Kortex, also die Region, die für Aufmerksamkeit, Selbstkontrolle, Planung und Gedächtnis verantwortlich ist, wird gestärkt und intensiver mit anderen Bereichen des Gehirns verbunden. Die Amygdala, ein Teil des Gehirns, der mit emotionalen Reaktionen zu tun hat, insbesondere dem Identifizieren von Bedrohungen und der Frage „Kampf oder Flucht", verliert an Einfluss. Man könnte also konstatieren: Wenn du Achtsamkeitsmeditation praktizierst, fühlst du dich im Allgemeinen weniger schnell bedroht und du kannst stattdessen die Dinge besser durchdenken.

Zudem lernst du, dich weniger mit eigenen Gedanken zu identifizieren. Wir tappen oft in die Falle zu denken, dass etwas wahr ist, nur weil wir es annehmen. Wenn du der Gewohnheit unterliegst, negative oder selbstkritische Gedanken zu haben, kann also der Glaube an diese Gedanken zu Depressionen oder Ängsten führen. Achtsamkeitsübungen tragen dazu bei, deine Gedanken – sowohl gute als auch schlechte – zu erkennen und sie korrekt zu identifizieren. Im Wesentlichen Vermutungen, seltener unverrückbare Wahrheiten über die Welt. Hast du diesen Schritt vollzogen, kannst du damit anfangen, Gedanken herauszufordern oder zu ignorieren, die destruktiv auf dich wirken.

Achtsamkeit fördert Mitgefühl

Mitgefühl ist bei der Genesung von Abhängigkeiten aus zwei Hauptgründen wichtig. Erstens hilft sie dir dabei, dich mit anderen Menschen zu verbinden, insbesondere mit Personen, die sich ebenso von der Sucht lösen wollen. Eine starke soziale Unterstützung zu haben, sowie ein Gefühl der Zugehörigkeit, ist einer der besten Prädiktoren für eine erfolgreiche Genesung. Es kann jedoch eine Herausforderung werden, diese Bindungen aufzubauen, da sich viele in Behandlung befindliche Personen isoliert und beschämt fühlen. Man könnte meinen, jemand in Behandlung würde sich leicht mit Gleichgesinnten identifizieren, da sie so viel gemeinsam haben. Dennoch sind viele Menschen paradoxerweise kritisch, urteilen über andere und nehmen nicht selten die Haltung ein: „Ich bin nicht wie die anderen hier." Die Kultivierung einer Haltung des Mitgefühls kann dir helfen, zu erkennen, dass alle im selben Boot sitzen. Das Praktizieren von Achtsamkeit kann diese Gefühle des Miteinanders fördern, indem es ermöglicht, die eigene Situation klar zu sehen, ohne sich direkt angegriffen zu fühlen. Ein weiterer Ansatz, von einer Sucht wegzukommen, besteht darin, sich selbst zu begegnen. Menschen in Genesung verspüren oft ein tiefes Gefühl von Scham oder Schuld und haben sogar das Gefühl, dass sie es nicht verdienen, glücklich zu sein. In der Lage zu sein, Mitgefühl für sich selbst zu empfinden, ermöglicht es, Fortschritte zu erzielen. Mitgefühl für sich selbst hilft dir dabei, dich selbst zu mögen: Du wirst weniger selbstkritisch und vorurteilsfreier, was Depressionen, Ängste und Negativität in deiner Gefühlswelt reduziert.

ACHTSAMKEIT UND MEDITATION ZU ZWECKEN DER GENESUNG

Wenn du eine Substanz regelmäßig konsumierst, wird dein Gehirn zweifellos Veränderungen unterliegen, die zur Sucht führen. Um ein süchtiges Gehirn neu zu programmieren, musst du ein Behandlungsprogramm durchlaufen, das sowohl den Körper als auch das Gehirn heilt. Zwar ist es eine großartige Leistung, Abstinenz zu erreichen - jedoch wirst du weiterhin leiden, sobald du wieder auf suchtauslösende Situationen in deinem Leben stößt. Glücklicherweise gibt es eine weitere Technik, die derartige Suchtauslöser unschädlich machen kann - Meditation.

Was ist Meditation?

Meditation wird in Reha-Zentren verwendet, kann aber auch von jedem zu Hause für den gleichen Zweck genutzt werden. Das Ziel besteht darin, das Wohlbefinden zu fördern. Es gibt viele Meditationstechniken, aber für Patienten, die einer Sucht begegnen wollen, eignen sich primär Meditationstechniken für Beginner. Hier sind die beliebtesten und effektivsten Optionen:

Achtsamkeitsmeditation

Obwohl diese Technik eine der einfachsten ist, ist sie dennoch sehr effektiv. Das Ziel ist es, dein Bewusstsein zu stärken und deine Gedanken und Empfindungen zu beobachten, also die Dinge zu tun, von denen man sagt, dass Suchtkranke damit Probleme haben. So kannst du am besten üben:

- Setze dich gerade hin. Deine Wirbelsäule, dein Nacken und dein Kopf sollten eine Linie bilden. Legen deine Hände bequem ab (falls du Erfahrung mit Yoga oder Stretching hast, fühlst du dich vielleicht in der traditionellen Position mit überkreuzten Beinen wohl).

- Schließe deine Augen.
- Sitze ruhig und still. Erlaube deinen Gedanken und Empfindungen, in und aus dem Körper zu wandern, ohne sie als gut oder schlecht zu bewerten.
- Du kannst nun deine Augen öffnen, wenn du möchtest. Fixiere dann jedoch ein weiter entfernt liegendes Objekt auf dem Boden an.
- Sobald dein Fokus nun auf deinen Atem oder einen bestimmten Gegenstand übergeht, machst du alles richtig. Nun kannst du mit der folgenden Technik fortfahren.

Atemmeditation

Der Zweck der Atemmeditation ist es, den Geist zu beruhigen und inneren Frieden zu entwickeln. Es ist einfach zu üben:

- Setze dich in die gleiche Position, die du für die erste Technik verwendet hast, und schließe deine Augen.
- Konzentriere dich auf deinen Atem. Atme tief ein und atme langsam aus.
- Entspanne deine Muskeln. Lenke die Energie, die dein Gehirn aufwendet, um über dein Verlangen nachzudenken auf deinen Körper um.
- Achte sorgfältig auf die Atmung. Spüre, wie die Luft durch deine Nasenlöcher ein- und ausströmt.
- Falls dich einige Gedanken ablenken, kehre zum Fokus auf die Atmung zurück.

Wassermeditation

Diese Technik ist normalerweise nicht in Reha-Programmen enthalten, jedoch kannst du sie problemlos daheim probieren – ein effektiver Weg, um mit der Last deiner alten suchtbezogenen Gedanken umzugehen. Stelle sicher, dass du genügend Zeit hast, bevor du eintauchst!

- Lasse ein warmes Bad ein.
- Verwende eine Aromatherapie mit dezenten Aromakerzen, Badesalz oder Öle.
- Drehe den Wasserhahn zu, aber lasse kleine Tropfen warmen Wassers in die Wanne tropfen.
- Lege dich in einer bequemen Position in das Bad.
- Konzentriere dich auf die Atmung, wie in der obigen Technik beschrieben.
- Falls dein Geist abgelenkt wird, konzentriere dich wieder auf das Geräusch des tropfenden Wassers.

Bewegungsmeditation

Menschen meditieren normalerweise, während sie stillsitzen. Doch Buddha selbst empfahl, aus der Bewegung heraus zu meditieren. Diese Technik zielt darauf ab, in die Welt der Natur einzutauchen, was einen Mangel an Gedanken und ein Gefühl der Einheit mit der Umwelt impliziert. So wendest du diese Technik an:

- Finde einen perfekten Ort für diese Technik: einen Garten, Wald, See, Fluss oder eine andere natürliche Umgebung in der Nähe deines Zuhauses.

- Du kannst gehen, laufen oder sogar Fahrrad fahren. Der Fokus liegt jedoch nicht auf der Bewegung als solches, sondern auf einem mentalen Zustand. Falls du dich für Gehen oder Laufen entscheidest, konzentriere dich auf den Kontakt deiner Füße mit dem Boden. Falls du Rad fährst, konzentriere dich auf den Kontakt und die Bewegung mit den Pedalen.

- Stelle dir bei jedem Schritt vor, wie negative Energie abfließt und positive Energie freien Platz einnimmt.

- Achte auf die Vorgänge in deinem Körper – die Anspannung und Entspannung der Muskeln, die Luft, die ein- und ausströmt, das Blut, das durch deine Adern fließt.

- Die Dauer einer Meditationssitzung hängt von der Zeit ab, die du benötigst, um dich erfüllt zu fühlen. Normalerweise sind 10–15 Minuten ausreichend.

DIE VORTEILE VON ACHTSAMKEIT UND MEDITATION FÜR DIE GENESUNG

Meditations- und Achtsamkeitsübungen gibt schätzungsweise seit über fünftausend Jahren. Die meisten Leute denken dabei an einen ruhigen Ort und das Sitzen mit gekreuzten Beinen und ausgestreckten Armen, während sie entweder summen oder ruhig verharren. Es gibt jedoch viel mehr zu beachten als nur den Standort und die Körperposition. Von der Beruhigung des Geistes bis zur Heilung des Körpers arbeiten Meditation und Achtsamkeit Hand in Hand, um das Gehirn und den Körper positiv zu verändern. Wenn du mit der Meditation zu

Jahresanfang beginnst und sie täglich praktizierst, kannst du bis Juni eine völlig andere Geistesstruktur entwickelt haben - vom neurologischen Standpunkt aus betrachtet.

Meditation und Achtsamkeit bedingen einander. Ohne das eine oder das andere gibt es wenig Chancen, das Potenzial dieser Techniken auszuschöpfen. Die Vorteile von Meditation und Achtsamkeit sind beinahe schon zu zahlreich, um sie aufzuzählen, und wirken sich auf jede Person anders aus. Wir wissen jedoch mit Sicherheit, dass diejenigen, welche diese Methoden kontinuierlich über einen längeren Zeitraum praktizieren, dazu neigen, mehr Gemeinschaftsgefühl, Empathie und Liebe zu entwickeln - zu sich selbst, wie auch zu anderen. Diese Dinge sind während des gesamten täglichen Lebens hilfreich und ermöglichen es dir, die eigene Stimmung und die Beziehungen zu deinen Mitmenschen zu verbessern. Darüber hinaus bieten sich dir folgende Vorteile:

- Niedrigere Herzfrequenz und geringerer Blutdruck
- Weniger Stress, Angst und Depression
- Verbesserte Arbeits- und Schulleistungen
- Reduzierung von Burnouts
- Verbesserte allgemeine Gesundheit und Immunität
- Verbesserungen in Bezug auf verschiedene Formen der Regeneration

Viele dieser Vorteile sind auf den ruhigen Geisteszustand und die Veränderungen im Gehirn zurückzuführen, die Meditation und Achtsamkeit für diejenigen bereithalten, welche sie regelmäßig praktizieren.

Auf welche Weise verändern Meditation und Achtsamkeit das menschliche Gehirn?

Neuroplastizität ist die Fähigkeit des Gehirns, sich im Laufe der Zeit anzupassen und zu verändern, entweder positiv oder negativ. Wenn eine Person sich wiederholt auf eine bestimmte Übung einlässt, passen sich die neuronalen Bahnen im Gehirn an diese Wiederholungen an und verarbeiten Informationen auf eine andere Weise. Das Gehirn wird effizienter, indem es eine Gewohnheitsschleife erstellt, die sich automatisiert, sodass die Person überhaupt nicht bewusst über bestimme Aktionen nachdenken muss. Das Gehirn verdrahtet im Wesentlichen neue Wege, um in neuen Verbindungen zu kommunizieren. Neuroplastizität und Veränderungen im Gehirn sind fortlaufend. Falls jemand eingetretene Veränderungen rückgängig machen möchte, kann die Neuroplastizität dies ebenfalls bewerkstelligen.

Meditation und Achtsamkeit verbessern den Cortex des menschlichen Gehirns, was für kognitive Fähigkeiten, Aufmerksamkeit und sensorische Prozesse vorteilhaft ist. Gleichzeitig hat sich gezeigt, dass langfristige Meditation die Dichte der Substanz im Gehirn erhöht, was Herzfunktion, Gedächtnis und Lernfähigkeiten ankurbelt.

Darüber hinaus kann Achtsamkeit die Gehirnverbindungen, das Bewusstsein und die Regulierung von Emotionen verbessern. Sowohl Meditation als auch Achtsamkeit sorgen für zahlreiche positive Veränderungen im Gehirn und je intensiver du dies praktizierst, desto entschiedener sind die Veränderungen. Meditation und Achtsamkeit haben großartige Ergebnisse bei der Genesung von körperlichen und psychischen Problemen gezeigt. Dazu gehören Schlaganfälle, traumatische Schädigungen, Sucht, Depression und andere psychische Erkrankungen.

Viele dieser Erkrankungen verändern die Funktionsweise des Gehirns negativ, wodurch die normale Funktionsweise des Gehirns außer Kraft gesetzt wird. Wie bereits erwähnt, ist das Gehirn neuroplastisch - also können diese krankheitsbedingten Veränderungen durch Übung und Beharrlichkeit rückgängig gemacht werden. Im Sinne einer traumatischen Hirnverletzung handelt es sich in der Regel um körperliche Veränderungen, die sich nachteilig auf die Schaltkreise des Gehirns auswirken. Für Abhängige von Drogen und Alkohol gilt Folgendes: Die Suchtmittel verändern die Funktion und Struktur des Gehirns. Nachdem man süchtig geworden ist, verlässt sich eine Person auf diese Substanzen, um Neurotransmitter, wie Serotonin und Dopamin, auszuschütten.

Regelmäßige und ausgedehnte Meditation, im Verbund mit Achtsamkeitsübungen, kann bei vielen Arten der Genesung dazu beitragen, dass das Gehirn zur normalen Funktion zurückkehrt. Das Gehirn wird effizienter bei der Bewältigung von Routineaufgaben und verbessert gleichzeitig die Stimmung, Beziehungen und eine positive Lebenseinstellung.

EINE WAHRE GESCHICHTE ÜBER ACHTSAMKEIT

Von Jenny P.

Ich habe schreckliche Erinnerungen an meine Kindheit, in der ich mich um verschiedene Aspekte des Lebens sorgte.

Einschlafen war immer das Schlimmste. Am liebsten wäre ich Tag und Nacht an der Seite meiner Mutter geblieben. Ich wollte zudem nicht zur Schule gehen, weil ich Angst hatte, in einer großen Gruppe von Kindern zu sein. Ich weiß nicht warum, aber ich konnte auch nicht in einem Auto mit mehr als drei Personen sitzen - ich befürchtete ein Auseinanderbrechen des Fahrzeugs. Ich wollte nicht auf einem Boot sein, aus Angst, es könnte sinken. Ich wollte nicht mit einem Babysitter zu Hause sein, weil ich mir Sorgen machte, dass meine Mutter nicht zurückkommen würde ... Die Liste der Dinge, die mir Angst machten, war endlos. Ich glaubte ständig, dass etwas Schlimmes passieren würde. Ich könnte mich verirren, im Krankenhaus landen, von meiner Familie getrennt werden, Schmerzen bekommen oder gar versterben ...

Dies waren nur einige meiner fürchterlichen Gedanken, die mich ständig in höchste Alarmbereitschaft und Sorge versetzten. Das Leben fühlte sich für mich generell sehr beängstigend an und meine Angst hinderte mich daran, ausgelassene Freude zu erleben. Natürlich hatte ich schon als Kind eine Therapie absolviert, die sich während meiner akademischen Laufbahn, bis ins junge Erwachsenenalter, fortsetzte. Sie reduzierte die Angstattacken, unter denen ich litt, erheblich. Dennoch war Angst fast vier Jahrzehnte lang ein ständiger unangenehmer Begleiter in meinem Leben, bis ich 2008 (im Alter von 40 Jahren) in die Praxis der Achtsamkeit eingeführt wurde.

Dank der Achtsamkeit konnte ich mich selbst besser verstehen, einschließlich der zugrunde liegenden Ursache meiner Angst. Das ist an sich noch kein Heilmittel, aber es hat mir geholfen, Verständnis und Geduld für mich selbst zu entwickeln. Es half mir, in eine andere Art von Beziehung zu mir selbst zu gelangen. Meine Eltern ließen sich scheiden, als meine Schwester und ich zwei bzw. drei Jahre alt waren. Meine Mutter hat nie wieder geheiratet und zog uns als alleinerziehende Mutter auf, die in Vollzeit arbeiten musste. Dies bedeutete, dass wir schnell erwachsen werden mussten, und das fühlte sich zutiefst beunruhigend und unsicher an. Versteh mich nicht falsch, meine Mutter hat nichts falsch gemacht. Es geht nicht darum, meinen Eltern die Schuld zu geben. Es ist nur so, dass sie nicht in der Nähe war, um mir zu versichern, dass es mir gut geht.

Durch Achtsamkeit bin ich mir meiner Stressmuster bewusster geworden

Wenn ich ängstlich und dann gestresst bin, schießt mit dieses oder ähnliches durch den Kopf: *Es ist zu viel, ich habe zu viel zu tun, ich kann nicht mithalten, ich werde es nicht schaffen ...* Diese Gedanken lösen das Alarmsystem meines Geistes aus, was wiederum weitere Anspannung in meinem Körper auslöst und meinen Atem flach und gehemmt werden lässt. Es wirkt sich auch auf die Entscheidungen aus, die ich treffe, was ich meinen Kollegen, Freunden, Partnern, meiner Familie usw. sage und auch, wie ich es ihnen sage...

Die Angst – mir Sorgen um etwas zu machen, was noch gar nicht passiert ist – hat mich daran gehindert, mein Leben voll auszukosten. Ich hasste mich selbst dafür, dass ich so gestresst, ineffizient, mürrisch oder launisch war, was eine weitere Last an Angst und Stress hinzufügt. Doch an diesem Punkt wurde mir etwas klar: Harte Selbstkritik oder Selbstbeurteilung ist genau das, was den größten Druck auf mich ausübt, was am meisten Stress und Angst verursacht und zu Depressionen führt.

Die Praxis der Achtsamkeit hat mir geholfen, die Dinge so zu sehen, wie sie sind

Ja, ich habe Arbeit zu erledigen, und Fristen, die vielleicht unangenehm sind, aber es sind nur Fristen, Arbeit ist nur Arbeit und ein Vortrag ist nur ein Vortrag. Nicht mehr und nicht weniger. Dies wird primäre Erfahrung genannt. Was wir dagegen tun und wie wir damit umgehen, nennt man sekundäre Erfahrung. Diese kann uns viel Schmerz bereiten, abhängig davon, wie wir die Ereignisse des Lebens interpretieren, beurteilen und analysieren. Achtsamkeit mehr als eine Idee - es ist eine ganzheitliche Übung –die tägliches Engagement, Glauben und Durchhaltevermögen erfordert.

Wenn ich mittlerweile spüre, wie Stress und Angst über mich hereinbrechen, wenn mein Atem flach wird und ich bemerke, wie die Gedanken durch meinen Kopf rasen (zzgl. Beklemmung, Herzrasen, Angst, Schwitzen, Panik), dann konzentriere ich mich auf diese Gefühle und atme tief und gleichmäßig durch, wodurch mein Atem seinen natürlichen Rhythmus zurückerlangt. Dies bewirkt Entspannung und mentale Ruhe.

Achtsamkeit hat verändert, wie ich mich selbst erlebe

Es hat mir geholfen, meine Denk- und Verhaltensgewohnheiten zu verstehen - was mir wiederum ermöglicht hat, anders – freundlicher und entgegenkommender – auf mich selbst, andere und die Herausforderungen des Lebens zu reagieren. Auch heute leide ich immer noch manchmal unter Angstzuständen, besonders in den frühen Morgenstunden, wenn ich mit verschwitzten Laken und einem rasenden Herzen aufwache. Der Unterschied ist, dass ich heute weiß, was ich in diesen

Momenten zu tun habe. Ich atme intensiv ein und verlangsame mein Ausatmen. Ich spüre meinen Körper beim Liegen auf der Matratze – meine Füße, Beine, meinen Hintern, meinen Rücken und meinen Hinterkopf. Ich werde mir bewusst, welcher irrationale Gedanke mir durch den Kopf geht und frage mich dann: Ist das wahr? In 99 Prozent der Fälle lautet die Antwort „nein". Ich bin wieder im Hier und Jetzt angekommen und schlafe weiter. Achtsamkeit bietet enorme Möglichkeiten, das Leben zu verbessern, und kann sich lebensverändernd auswirken. Es hat mir definitiv mein Leben zurückgegeben!

HYPNOTHERAPIE IN DER SUCHTBEHANDLUNG

Hypnotherapie ist eine forschungsbasierte Suchtbehandlung, die auch zur Behandlung einer Vielzahl anderer psychologischer Probleme eingesetzt werden kann. Hypnotherapie beschreibt dabei konkret eine psychologische Behandlung, die Hypnose und Psychotherapie kombiniert. Hypnotherapie wird von einem erfahrenen Therapeuten, in der Regel einem zertifizierten Psychologen, für einen Patienten durchgeführt, der selbstverständlich über die Behandlung informiert wurde, sie versteht und ihr zustimmt.

Hypnose ist eine Art Trance-Induktion, bei der ein Hypnosetherapeut bei einer anderen Person oder Gruppe von Menschen einen veränderten Bewusstseinszustand hervorruft. Die Veränderung des Bewusstseins, die während der Hypnose auftritt, ist mehr als nur eine Empfindung - sie kann nachgewiesen und überwacht werden, indem EEG-Messwerte aus dem Gehirn von hypnotisierten Personen ausgewertet werden. Die Person ist offener für Suggestion, wenn sie sich in einem Zustand der Hypnose befindet.

Die Praxis, sich selbst in Hypnose zu versetzen, ist als Selbsthypnose (oder Autohypnose) bekannt. Der

Hauptunterschied zwischen klassischer Hypnose und Selbsthypnose besteht darin, dass Selbsthypnose Kenntnisse darüber erfordert, wie man sich selbst in Trance versetzen kann.

WIE HYPNOTHERAPIE BEI SUCHTERKRANKUNGEN HILFT

Hypnotisierte Personen werden im Allgemeinen passiver und folgen den Vorschlägen, die vom Hypnotherapeuten suggeriert werden. In diesem Geisteszustand können Menschen fantasievoller und offener für Ideen werden und zudem besser in der Lage sein, auf längst vergessene Erinnerungen zuzugreifen. Allerdings sind diese aufgedeckten Erinnerungen nicht immer verlässlich bzw. authentisch. Dieser entspannte und anregende Zustand kann Menschen auch dabei helfen, eine andere Perspektive auf ihr Suchtverhalten zu gewinnen. Was normalerweise unmöglich erscheint – das Aufgeben einer Substanz oder eines Verhaltens, das für die eigene Existenz von zentraler Bedeutung ist – kann machbar und wünschenswert erscheinen und rückt in greifbare Nähe.

Auch, wenn jeder anders auf Hypnosen reagiert, können viele Menschen eine Fähigkeit entwickeln, sich von bestimmten langfristigen Verhaltensmustern zu befreien. Es gibt etliche Mythen über Hypnose und Hypnotherapie und viele von ihnen werfen die Frage auf, ob Hypnose wirksam oder sicher ist. Dennoch gilt Hypnose als sicher, wenn sie von einem ausgebildeten Hypnotherapeuten durchgeführt wird und sogar Selbsthypnose gilt als verlässlich. Einige Studien haben gezeigt, dass Hypnotherapie bei Suchterkrankungen helfen kann, da Hypnosen durch die Kraft der Suggestion die Willenskraft bei der Überwindung von Suchtverhalten stärken. Der hypnotische Zustand verändert das Bewusstsein, die Aufmerksamkeit und die Suggestibilität, um das neurologische Netzwerk effektiv zu verbessern. Man ist so in der Lage, bestimmte Muster und Konditionierungen zu beeinflussen. Dies bedeutet, dass die Gefühle und Verhaltensweisen einer Person auch dann noch beeinflusst werden, wenn sie aus einer hypnotischen Trance erwacht ist.

Diejenigen jedoch, die glauben, dass Hypnose irgendwie magisch ist und ihre Sucht in einer einzigen Sitzung überwinden werden, erleben vermutlich eine Enttäuschung. Hypnotherapie ist ein Werkzeug, um das menschliche Potenzial durch die Kraft der Suggestion freizusetzen. Es ist keine Zauberformel.

Hypnotherapie ist keine sofortige Lösung

Hypnosen können Menschen helfen, sowohl ihre Sucht als auch damit verbundene Probleme anzugehen. Dennoch sind diese Probleme komplex und herausfordernd, sowohl für den Patienten als auch für den Therapeuten. Zudem ist nicht jede Therapie universell für jeden passend.

AUS DEM WAHREN LEBEN

Von Tina B.

Es gibt wenige Dinge, die schlimmer sind, als sich aufgrund psychischer Probleme nicht wie man selbst zu fühlen. Manche Menschen werden niemals diese Erfahrungen durchmachen, aber die Wahrheit ist, dass 20 Prozent der Bevölkerung an psychischen Erkrankungen leiden. Ich gehöre zu diesen 20 Prozent. Es gab drei verschiedene Phasen in meinem Leben, in denen ich mich über einen längeren Zeitraum nicht wie ich selbst fühlte: Beim ersten Mal, als dies geschah, war meine Oma verstorben und ich begann, Zwangsstörungen zu erleiden. An diesem Punkt konnte mir die Therapie helfen, den Zyklus zu durchbrechen.

Später, als ich in meinem zweiten Semester als Studentin war, geriet ich in eine Spirale aus Schlaflosigkeit, Angstzuständen, Zwangsstörungen und Depressionen, die durch Herzschmerz verursacht wurde. Finanzielle Probleme in der Familie spielten auch eine Rolle in meinem Leben und ich hatte das Gefühl, ich würde die fröhliche, ruhige, ausgeglichene Persönlichkeit verlieren, die mich einst ausmachte. Ich hatte mich von mir selbst gelöst und alles, was ich wieder sein wollte, war die Person von vor dem Trauma. Glücklicherweise entschloss ich mich zur Therapie und begann (zunächst widerwillig) mit einem Antidepressivum. Doch dann schlug das Leben noch einmal zu. Ich wurde entlassen, ungefähr zur gleichen Zeit verschwand mein Onkel. Zu behaupten, dass mein Körper nicht positiv auf den finanziellen Druck und den seelischen Schmerz reagiert hat, wäre eine Untertreibung. Ich entwickelte PTSD, meine Schlaflosigkeit kam mit aller Macht zurück, meine Zwänge äußerten sich konstant und meine Angst war omnipräsent. Ich fing an, mich vor den Dingen zu fürchten, die ich einst liebte. Mich zurechtzumachen, Konzerte zu besuchen, zu schreiben und mit Freunden abzuhängen, fühlte sich nur noch qualvoll an.

Wenn du verzweifelt genug bist, wirst du alles tun, um dich wieder wie du selbst zu fühlen. Für mich bedeutete das, etwas auszuprobieren, woran ich noch nie gedacht hatte: Hypnosen. Für Menschen, die mit OCD, PTBS, Phobien, Angstzuständen oder Depressionen leben, reichen Therapien und Medikamente nicht immer aus. Hier kommt Hypnose ins Spiel. „Angst ist eigentlich Selbsthypnose auf negative Weise. Wenn Sie Hypnose praktizieren, programmieren Sie den Geist mit anderen Überzeugungen neu“, sagt die Psychotherapeutin Fayina Cohen. Sie fügt hinzu, dass die falschen Vorurteile über Hypnosen, dass diese fake oder für Hippies seien, nicht mehr als das sind: Eben Vorurteile!

Doch das Stigma und die Skepsis, die mit Hypnosen verbunden sind, bedeuten, dass viele Menschen, die mit psychischen Problemen zu kämpfen haben, nicht wissen, dass es eine echte Option für sie darstellt. Mein Therapeut, dem ich eine Menge meiner Verbesserungen zuschreibe, empfahl mir, Hypnosen auszuprobieren. Ich habe natürlich wie die meisten Menschen reagiert: mit ernsthaften Zweifeln. Ich stellte mir vor, jemand wedelte mit einer langen Goldkette, die mit einer Taschenuhr verbunden war, vor meinem Gesicht herum, während ich auf wundersame Weise abwesend würde. Doch wenn du kaum noch du selbst sein kannst, versuchst du alles. So kam ich dazu, Hypnose auszuprobieren – und an ihre Kraft zu glauben. Termine mit meinem Hypnotiseur begannen mit einer Gesprächstherapie, die mir dabei half, den zweiten Teil, die Hypnose selbst, zu verstehen. Meine Therapeutin las aus einem sorgfältig erstellten Skript, das sie jede Woche auf der Grundlage der Probleme, auf die wir abzielten, anpasste. Die Sitzungen reichten von fünfzehn bis dreißig Minuten und etwa acht Monate lang bekam ich Hausaufgaben: eine Aufnahme anzuhören, bevor ich ins Bett ging.

Die Aufnahmen selbst machten nicht immer viel Sinn, aber darin eingebettet sind Befehle, die auf das Bewusstsein abzielen. Diese Befehle bringen dich in einen entspannteren Zustand. Vergleichbar mit einem Tagtraum oder dem Gefühl, wenn du eine Autobahnausfahrt verpasst („Highway-Hypnose"). "Ihr Bewusstsein ist mit negativen Botschaften überladen, daher ist es notwendig, dass ein Hypnotiseur diese Dinge für Sie vereinfacht", erklärt die zertifizierte Hypnotherapeutin Jonne Ferdman von Theta Healing Arts in Huntington, New York. „Hypnotherapy ist großartig, um Ihre Gedanken zu steuern, negative Erfahrungen auszuräumen und Ihnen stärkende Botschaften zu geben."

Obgleich dein Geist die Botschaften aufnimmt, ist Hypnose noch lange keine Kontrolle über den Verstand. „Hypnose ist nichts, was einen dazu bringen kann, etwas gegen seinen Willen zu tun", erklärt Ferdman. „Ihr Verstand weiß bereits, woran Sie arbeiten möchten. Ich kann Ihnen keinen Vorschlag machen, mit dem Ihr Bewusstsein nicht einverstanden ist."

Wenn es um Ergebnisse geht, ist das Timing bei jedem anders. Einige Menschen erleben vollständige Veränderungen – einschließlich größerer Entspannung, Positivität und Gefühl der Kontrolle – in nur wenigen Sitzungen, andere brauchen länger, um Fortschritte zu erzielen. Es hängt von der Person und dem Zustand ihres Unterbewusstseins ab. Laut Ferdman „haben wir sechzigtausend Gedanken am Tag, und die meisten davon sind negativ." Je mehr Negativität dich heimsucht, desto länger kann es dauern, bis du die Wirkung von Hypnosen spürst. Egal, wie sehr du dir bewusst wünschst, dass sich die Dinge ändern. Hypnose bewirkt eine Reihe von Erinnerungen, um Angst und Furcht zu reduzieren. Sie ermutigt dich, in positivere Richtungen zu gehen, wenn Negativität überhand nimmt. Manchmal ist es notwendig, vergangene Erfahrungen auszuräumen. Dies bedeutet, dass Hypnotherapeuten etwas praktizieren, das als „Regression" bezeichnet wird. Sie führen dich zurück zu dem ersten Mal, als ein traumatisches Erlebnis aufgetreten ist und helfen so dabei, das Problem bei der Wurzel zu packen und vom Unterbewusstsein zu lösen.

Falls du immer noch fasziniert davon bist, dann stehst du damit nicht allein. Laut Hypnotherapeuten wird Hypnose zu einer zunehmend häufiger verwendeten Praxis. „Aufgrund des Internets gibt es mehr Bildung und das Konzept der Hypnose findet zunehmend Verbreitung und Anerkennung", sagt Cohen. „In den letzten zehn Jahren habe ich mehr Telefonanrufe über Hypnosen erhalten als je zuvor." Hier sind einige Dinge, die du beachten solltest, wenn du Hypnose ausprobieren willst:

- Finde einen Hypnotherapeuten, dem du vertraust. Recherchiere und erkundige dich nach der Ausbildung und Zertifizierung und bitte darum, mit früheren Patienten sprechen zu dürfen. Vertrauen ist der Schlüssel.

- Konzentriere dich auf deine Motivation, dich zu ändern. Vielleicht bist du zunächst nicht ganz von dem Potenzial überzeugt, aber wenn du aufgeschlossen bleibst und konsistent in deinen Bemühungen bist, werden die Ergebnisse folgen.

- Hypnose ist eine Partnerschaft: Sowohl du als auch dein Hypnotherapeut arbeiten während des gesamten Prozesses zusammen. Egal, welcher Behandlungsschritt vollzogen wird, es ist notwendig, dass beide als Team zusammen agieren.

- Du musst nicht aktiv zuhören, damit Hypnose funktioniert. Die Befehle und Botschaften werden vom Unterbewusstsein aufgenommen.

- Du hast die Kontrolle über deine Sitzung. Du hast immer noch einen freien Willen und bist nicht in abwesend. Der Hypnotiseur ist nur da, um den hypnotischen Zustand zu erleichtern.

- Du bist nicht zu „willensstark", um hypnotisiert zu werden. Die Hypnose hilft nicht dabei, sich selbst zu hypnotisieren – weder gibst du nach, noch bringst du dich in einen ungewollten Geisteszustand. Dies ist etwas, was du für dich tust, da du mit deinem Therapeuten im Rahmen eines vollständigen Behandlungsplans zusammenarbeitest.

Abschließend bleibt Folgendes festzustellen: Hypnose war keine einfache oder automatisch ablaufende Lösung für mich. Es erforderte Geduld, Engagement und Konsequenz, zu meinen Terminen zu erscheinen und meine Aufnahmen anzuhören. Aber ich bin froh, dass ich der Hypnose eine Chance gegeben habe. Ich zähle sie zu den therapeutischen Techniken, die mir geholfen haben, mich wieder wie ich selbst zu fühlen – und das war jede Minute wert, die ich damit verbracht habe!

WIE SICH HYPNOSE WÄHREND DER HYPNOTHERAPIE ANFÜHLT

In einem Zustand der Trance ist sich eine Person weniger bewusst, was in der Umgebung vor sich geht, während sie sich stattdessen intensiv auf Inneres konzentriert. Dies kann Gedanken, Gefühle, Erinnerungen, Vorstellungskraft und Sinneseindrücke beinhalten.

Es gibt drei zentrale Aspekte der hypnotischen Trance. Dies sind Absorption, Auflösung und Suggestibilität.

Absorption ist eine Art tiefer, geistiger Fokus. Die Personen, die hypnotisiert werden, tauchen intensiv in das ein, was sie wahrnehmen, sich vorstellen oder worüber sie nachdenken. Sie sind extrem fokussiert, ähnlich wie du dich in ein Buch vertiefen kannst oder auch in einen Film. Der entscheidende Aspekt der hypnotischen Trance liegt in der Trennung von potenziellen Ablenkungen, die normalerweise zur gleichen Zeit Einfluss nähmen. Nehmen wir einmal an, dass dein Hypnotiseur dir suggeriert, dass du deinen Arm heben sollst. Tatsächlich hast du die Kontrolle darüber, was du tust. Es kann jedoch den Anschein haben, dass dein Arm von einer äußeren Kraft kontrolliert wird, die dir unbekannt ist.

Hypnose ist ein veränderter Bewusstseinszustand, der verwendet wird, um Menschen mit Suchterkrankungen zu behandeln. Obwohl Hypnotherapie normalerweise nicht die primäre Therapieform für Menschen mit Suchterkrankungen darstellt, gibt es zahllose Beispiele, die damit Erfolg hatten - etwa beim Rauchstop. Eine Studie deutete darauf hin, dass Hypnotherapie dabei noch wirksamer war als eine Nikotinersatztherapie. Hypnotherapie kann auch bei anderen Abhängigkeiten helfen, entweder allein oder in Kombination mit anderen Psychotherapien, z.B. mit kognitiver Verhaltenstherapie.

DIE GESCHICHTE DER HYPNOSE

Die Verwendung von Hypnose-ähnlichen Trancezuständen reicht Tausende von Jahren zurück, aber heutige Hypnosen begannen im späten 18. Jahrhundert aus der Arbeit eines Physikers namens Franz Mesmer zu entstehen. Die Methode hatte dank Mesmers mystischen Ansichten einen schlechten Start, aber das Interesse verlagerte sich schließlich zunehmend hin zu einem wissenschaftlicheren Ansatz. Hypnose wurde in der Psychologie im späten neunzehnten Jahrhundert immer wichtiger und von Jean-Martin Charcot verwendet, um Frauen von dem zu heilen, was damals als Hysterie bekannt war. Diese Arbeit beeinflusste Sigmund Freud und die Entwicklung der Psychologie.

In jüngerer Zeit erschien eine Reihe verschiedener Theorien, die genau erklären, wie Hypnose funktioniert. Eine der bekanntesten Theorien ist Hilgards Neo-Entdeckungstheorie der Hypnosen. Laut Hilgard erleben Menschen in einem hypnotischen Zustand ein gespaltenes Bewusstsein mit zwei verschiedenen geistigen Aktivitäten. Während eine auf die Suggestionen des Therapeuten reagiert, verarbeitet die anderen Informationen außerhalb des Bewusstseins.

WAS GENAU IST HYPNOSE

Wie andere Bewusstseinszustände (Schlaf, Träume oder Rauschzustände) ist das Erleben von Hypnosen einzigartig für die betreffende Person. Obwohl es gemeinsame Merkmale eines hypnotischen Zustands gibt, gibt es Abweichungen von einer Person zur anderen, wie auch bei derselben Person, zwischen verschiedenen Behandlungssitzungen. Hypnotische Trance wird stark von den Rahmenbedingungen beeinflusst. Dies bezieht sich auf die mentale Einstellung und die Umgebung der Behandlung. Viele Menschen weigern sich, Hypnotherapie auszuprobieren, weil sie Bühnenhypnose oder Ähnliches im Fernsehen gesehen haben. Sie befürchten, dass sie, wenn sie hypnotisiert werden, die Kontrolle verlieren, etwas Peinliches tun oder dass sie die Erfahrung als unangenehm empfinden. Meistens ist das Gegenteil der Fall. Hypotherapeutische Hypnose unterscheidet sich von Bühnenhypnose, die zur Unterhaltung eines Publikums induziert wird. Falls du eine solche Therapieform in Erwägung ziehst, geben dir die folgenden Punkte weitere Hinweise, was du dabei erwarten kannst:

Entspannung

Entspannung ist ein zentraler Aspekt der Hypnose und beinhaltet sowohl geistige als auch körperliche Entspannung. Hypnosen verursachen an sich eigentlich noch keine

Entspannung. Vielmehr beinhaltet der Prozess, dass du den Suggestionen deines Therapeuten folgst, welche besagen, dass du deinen Geist und Körper entspannen sollst. Zum Beispiel könnte dein Hypnotiseur auf ein Schweregefühl in einem oder mehreren Körperteilen hindeuten. Da Hypnose ein kooperativer Prozess zwischen dem Hypnotherapeuten und dem Patienten ist, wirst du vermutlich auch ein Gefühl der Schwere in den entsprechenden Körperteilen bemerken. Es liegt jedoch tatsächlich an dir, nicht am Therapeuten, Entspannung zu bewirken. Anders als Hypnose oft dargestellt wird, werden die Vorschläge der Hypnotiseure als eine Art Einladung und nicht als Befehl übermittelt. Wenn du diese Einladungen vernimmst, kommt dir etwas in den Sinn, wie: *„Es wäre wirklich traumhaft, sich jetzt zu entspannen“*. Im Anschluss wird es einfacher, Spannungen abzubauen und sich fallen zu lasssen. Es gibt grundsätzlich kein „müssen“.

Intensiver Fokus

Ein weiteres Merkmal von Hypnose ist eine besondere Art von intensiver mentaler Konzentration. Wie bei der Entspannung steht dies vollständig unter der Kontrolle der Person, die hypnotisiert wird, nicht der des Therapeuten. Eine Therapiesitzung findet normalerweise in einem privaten, ruhigen Raum statt. Daher fällt es leicht, sich auf die Worte des Therapeuten zu konzentrieren. Die meisten Menschen können in dieser Atmosphäre Ablenkungen ausblenden und ihre Aufmerksamkeit auf das Thema zu richten, um das es geht. Der Therapeut leitet deine Gedankengänge so an, dass sie in den Prozessen der Überwindung des Suchtverhaltens von Vorteil sind, ebenso bei der Schmerzkontrolle oder bei einer Vielzahl anderer psychischer und emotionaler und Probleme.

Menschen unter Hypnose werden sich auf natürliche Weise darauf konzentrieren, was der Therapeut sagt.

Der Therapeut wird mit dir besprechen, was passieren wird, noch bevor er mit der Hypnotherapie beginnt. Er weiß zu diesem Zeitpunkt bereits, aus welchem Grund du dich behandeln lassen möchtest und welche Ziele du mit der Therapie verfolgst. Der Therapeut wird den Prozess so leiten, dass du gezielt über deine Sucht und die damit verbundenen Probleme reflektieren kannst. Es wird darauf geachtet, dass du entspannt und ruhig bist, so dass innere Konflikte keine überwältigende Wirkung entfalten.

Aufgeschlossenheit

Ein wichtiger Aspekt der Hypnose besteht darin, einen Zustand erhöhter Suggestibilität zu schaffen. Wenn Menschen sich zwecks einer Suchterkrankung behandeln lassen, sind sie oft nicht aufgeschlossen. Sie denken an eine Reihe von möglichen Gründen, warum die Sache keine Aussicht auf Erfolg hat. Wenn Menschen unter Hypnose stehen, werden sie offener für neue Möglichkeiten, als sie in ihrem normalen, hellwachen Zustand wären. Diese Aufgeschlossenheit kann bei manchen Menschen zu einem erhöhten Gefühl des persönlichen Einflusses führen. Der Patient erkennt, dass er zu viel mehr fähig ist, als bis dato angenommen. Auch hier sollte diese Aufgeschlossenheit nicht mit einem Mangel an Kontrolle verwechselt werden. Obwohl Menschen, die unter Hypothesen stehen, Dingen offener gegenüberstehen als üblich, tun sie normalerweise nichts, was ihrem Wertesystem widerspräche. Stattdessen verleiht es ein neues Gefühl von Möglichkeiten, die vorher nicht erkennbar waren, gepaart mit einem Willen, die Dinge anders zu sehen.

Manchmal erkennen Menschen, dass ihre Probleme mit der Sucht durch unflexible Denkweisen verschlimmert werden, welche unter Hypnose verschwinden.

Sensorische Veränderungen

Hypnose ist bekannt für ihre Fähigkeit, ungewöhnliche Sinneserfahrungen hervorzurufen, vor allem, um es Menschen zu ermöglichen, Empfindungen wie Schmerz anders als gewöhnlich zu erleben. Tatsächlich ist dieser Effekt so stark, dass einige Menschen sogar ohne Betäubung operiert wurden. Es kann auch zu Veränderungen in der Art und Weise führen, wie visuelle und akustische Empfindungen erlebt werden. Wie bei anderen Aspekten von Hypnosen auch, werden diese Änderungen vom Patienten gesteuert, nicht vom Therapeuten. Die Schmerzwahrnehmung zum Beispiel wird stark durch das Ausmaß der Angst beeinflusst, die von der betroffenen Person erlebt wird. In einem Zustand tiefer Entspannung stellen viele Menschen fest, dass sie ohne die vorhandene Angst besser in der Lage sind, sich vom Schmerz zu lösen, was uns zum nächsten Aspekt der Hypnose führt.

Loslösung

Unter Hypnose erleben manche Menschen ein Gefühl der Loslösung oder Auflösung, als ob sie weiter von dem entfernt wären, was sie empfinden. Einige beschreiben dies so, als würden sie sich selbst von außen beobachten oder, als wären sie eine Figur auf einem Fernsehbildschirm. Menschen unter Hypnosen sind sich jedoch weiterhin bewusst, wo sie sind und was sie tun. Dieses Gefühl der Loslösung kann den Eindruck vermitteln, zwar an den hypnotischen Prozessen beteiligt zu sein, sie jedoch auch als eine Art Zuschauer zu beobachten, häufig mit einem Wechsel zwischen dem Beobachten von außen und der zentralen Position. Menschen stellen manchmal fest, dass dieses Gefühl der Loslösung ihnen helfen kann, Situationen objektiver zu bewerten, ohne in ihre üblichen Emotionen verwickelt zu werden.

Die Art und Weise, wie Menschen typischerweise das Gefühl beschreiben, hypnotisiert zu werden, ist charakterisiert von einer körperlichen Ruhe und mentalen Entspannung. In diesem Zustand können sie sich intensiv darauf konzentrieren, woran sie denken. Sie fühlen sich normalerweise aufgeschlossen und bereit, über das Leben zu reflektieren und es anders wahrzunehmen, oft auf eine distanziertere Weise als gewöhnlich. Eine Reihe von Gesundheitsfachkräften kann in Hypnotherapie ausgebildet werden, darunter Mediziner, Krankenschwestern und Zahnärzte, obwohl dies seltener vorkommt.

Hypnosetypen

Es existieren verschiedene Herangehensweisen an eine solche Behandlung:

- Geführte Hypnose: Bei dieser Form der Hypnose werden Werkzeuge, wie aufgezeichnete Anweisungen und Musik verwendet, um einen hypnotischen Zustand herbeizuführen. Online-Sites und mobile Apps nutzen häufig diese Form der Hypnose.

- Hypnotherapie: Hypnotherapie ist die Anwendung von Hypnose in der Psychotherapie und wird von zugelassenen Ärzten und Psychologen praktiziert, um Erkrankungen wie Depressionen, Angstzustände, posttraumatische Belastungsstörungen (PTSD) und Essstörungen zu behandeln.

- Selbsthypnose: Selbsthypnose ist ein Prozess, der auftritt, wenn eine Person selbst einen hypnotischen Zustand herbeiführt. Diese wird oft als Selbsthilfeinstrument zur Schmerzkontrolle oder Stressbewältigung eingesetzt.

AUSWIRKUNGEN DER HYPNOSE

Welche Wirkung hat Hypnose? Die Erfahrung kann von einer Person zur anderen variieren. Einige hypnotisierte Personen berichten, dass sie während des hypnotischen Zustands ein Gefühl der Losgelöstheit oder extremer Entspannung verspüren. Andere haben sogar das Gefühl, dass ihre Handlungen außerhalb ihres bewussten Willens zu erfolgen scheinen. Experimente des Forschers Ernest Hilgard zeigten, wie Hypnosen verwendet werden können, um die Wahrnehmung drastisch zu verändern. Nachdem einer hypnotisierten Person suggeriert wurde, keinen Schmerz in ihrem Arm zu empfinden, wurde der Arm des Patienten in Eiswasser gelegt. Während nichthypnotisierte Personen ihren Arm in kürzester Zeit unter Schmerzen herausnehmen mussten, konnten Personen unter Hypnose diesen minutenlang, ohne jegliche Schmerzen, im Wasser belassen.

Tipps

Viele Menschen unterliegen dem Irrglauben, sie wären nicht hypnotisierbar, doch Forschungen haben gezeigt, dass ein Großteil der Menschen empfänglicher dafür ist, als diese angenommen haben:

- Zwischen 10 % und 15 % der Menschen sprechen sehr gut auf Hypnose an

- Etwa 10 % der Erwachsenen gelten als schwierig oder unmöglich zu hypnotisieren.
- Kinder sind in der Regel empfänglicher für Hypnose.
- Menschen, die sich leicht in Fantasien vertiefen können, sprechen besser auf Hypnose an.

Es ist wichtig, sich bewusst zu machen, sich der Erfahrung mit einem offenen Geist zu nähern – Menschen, die Hypothesen in einem positiven Licht sehen, neigen dazu, besser zu reagieren. Du solltest zudem zwingend nach einem Fachmann suchen, der über Qualifikationen und Erfahrung in der Verwendung von Hypnosen als therapeutisches Hilfsmittel verfügt.

Suchtbehandlung durch Hypnose

Das wissenschaftliche Interesse an Hypnosen ist derzeit im Aufwind und eine Reihe von Studien haben einige vielversprechende Erkenntnisse über die Verwendung von Hypnosen gefunden. Eine Studie fand heraus, dass Hypnosen gegen Alkoholsucht zu einer beeindruckenden Abstinenzrate von 77 Prozent nach einem Jahr führte. Eine andere Studie über Menschen mit Drogenkonsum stellte fest, dass Hypnose beinahe allen Beteiligten dabei half, sechs Monate abstinent von Drogen zu bleiben. 56 Prozent blieben zwei Jahre lang heroinabstinent. Dies waren kleine, vorläufige Studien, aber sie deuten darauf hin, dass Hypnosen ein nützliches Werkzeug für eine Suchtbehandlung sein könnten.

Hypnosen können die Wirkung anderer Behandlungsmethoden verstärken

Zusätzlich zur direkten Behandlung von Sucht können Hypnosen nützlich sein, um einige der Faktoren anzugehen, die zur Sucht beitragen. Dazu gehören typischerweise psychische Gesundheitsprobleme: Depression, Angst, bipolare Störungen, Traumata. Genetische Faktoren, die möglicherweise eine Rolle spielen, sind leider nicht therapierbar.

Hypnosen können bei psychischen Problemen helfen

Mindestens die Hälfte der Menschen mit Drogenproblemen haben auch irgendeine Art von gleichzeitig auftretenden psychischen Gesundheitsproblemen. Sucht und psychische Erkrankungen verschlimmern sich gegenseitig und sie müssen gleichzeitig behandelt werden. Hypnose kann in Verbindung mit anderen therapeutischen Methoden wirksam sein. Wie oben erwähnt, ist Hypnose ein geschickter Weg, um deine Aufmerksamkeit durch subtile Suggestion und Umformung zu beeinflussen. In gewisser Weise ist dies das, was dein Therapeut sowieso zu erreichen versucht. Zum Beispiel könnte eine Therapie, die CBT verwendet, dir dabei helfen, eine Situation neu wahrzunehmen, indem du deine Aufmerksamkeit auf deine irrationalen Empfindungen lenkst. Hypnosen bilden einen erweiterten Prozess dessen ab.

Hypnosen können helfen, Schmerzen zu bewältigen

Viele Menschen entwickeln Drogenprobleme, weil sie wegen chronischer Schmerzen Medikamente einnehmen. Dies bringt sie in eine Zwickmühle, weil sie befürchten, dass das Beenden von Drogenkonsum zusätzliche Schmerzen hervorrufen wird. Es gibt jedoch andere Möglichkeiten, chronische Schmerzen zu behandeln. Hypnose kann eine bedeutende Rolle dabei einnehmen. Schmerz fühlt sich real an, aber er ist tatsächlich komplex und beeinflussbar. Es hängt bis zu einem gewissen Grad von unseren Erwartungen ab und davon, wie wir über Schmerz denken. In diesem Zusammenhang können Hypnosen hilfreich sein. Hypnose war auch ein Bestandteil in der Behandlung auf Schlachtfeldern und die Verwendung in Zusammenhang mit chirurgischen Eingriffen ist ebenso ziemlich gut etabliert. Wenn Hypnose operationsbedingte Schmerzen lindern kann, kann sie auch bei chronischen Schmerzen helfen. Schmerzen dadurch zu lindern, kann zur Abstinenz von suchterzeugenden Medikamenten führen.

Nicht jeder spricht gleichermaßen auf Hypnose an

Schließlich ist es wichtig zu beachten, dass nicht jeder gleich empfänglich für Hypnosen ist. Wir alle fallen irgendwo auf ein Spektrum von hochhypnotisierbar bis nichthypnotisierbar, und bisher haben Forscher keine Ahnung, warum manche Menschen hypnotisiert werden können und andere nicht. Dies wirkt sich eindeutig darauf aus, ob Hypnosen eine Rolle bei deiner Genesung spielen können. Während dies wie ein klares Argument gegen Hypnosen als Behandlung erscheint, ist es wichtig zu verstehen, dass dasselbe für alle anderen Behandlungsmethoden gilt. SSRI-Medikamente zum Beispiel wirken nur bei 40 bis 60 Prozent der Patienten mit Depressionen, sie bleiben dennoch eine erwägenswerte Behandlungsmöglichkeit. Ähnliches trifft auf Hypnose zu. Hypnose ist keine Magie, aber sie kann bei manchen Patienten über Nacht zu großen Verhaltensänderungen und bei manchen immerhin zu geringfügigen Änderungen über einen längeren Zeitraum führen. Sie bietet eine ergänzende Behandlungsmethode mit immer größer werdendem Nutzen.

Materialism

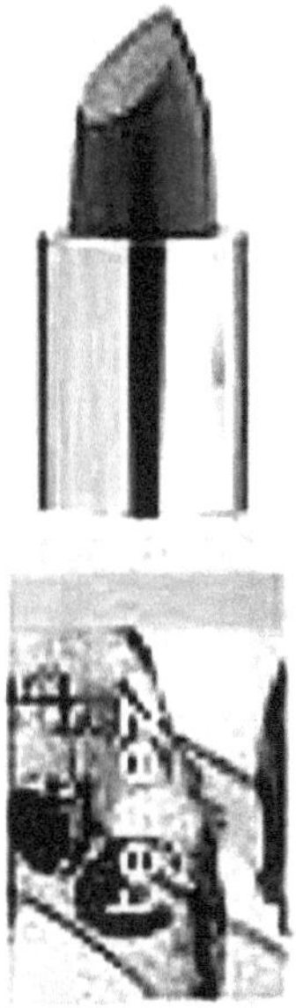

FÄHIGKEITEN ZUR GENESUNG

Rückfälle sind überraschenderweise weit verbreitet, trotz der Tatsache, dass viele Menschen, die an Sucht leiden, einen Weg zur Nüchternheit finden. Tatsächlich erleiden 40–60 Prozent der Patienten, die sich von der Sucht erholt haben, einen Rückfall. Während Rückfälle unvermeidlich sind, können sie in einigen Fällen lebensbedrohliche Folgen haben. Menschen, die sich von der Sucht erholen und erneut mit dem Missbrauch von Drogen und Alkohol beginnen, sind sich möglicherweise nicht bewusst, dass sich ihre Toleranz geändert hat und Überdosis und sogar der Tod die Folge sein können. Aus diesem Grund ist die Annahme gesunder Bewältigungsfähigkeiten bei der Genesung entscheidend für die Aufrechterhaltung der Abstinenz. Das Erlernen dieser entscheidenden Strategien hilft dir nicht nur, einen Rückfall zu vermeiden, sondern auch dabei, dein Engagement für einen sauberen Lebensstil aufrechtzuerhalten.

Was genau sind Fähigkeiten zur Genesung?

Bewältigungsfähigkeiten sind „jede Eigenschaft oder jedes Verhaltensmuster, das die Anpassung einer Person verbessert". Mit anderen Worten, Bewältigungsfähigkeiten helfen dir, gesund zu bleiben, wenn du mit einer belastenden Situation konfrontiert bist. Manchmal sind die Bewältigungsmechanismen, die wir entwickeln, ungesund. Zum Beispiel können wir Substanzen als primären Bewältigungsmechanismus verwenden. Tatsächlich wenden sich viele Menschen dem Alkohol- und Drogenmissbrauch zu, um mit den zugrunde liegenden psychischen Problemen fertig zu werden. Wenn mit dem Genesungsprozess begonnen hast, musst du lernen, geeignetere Bewältigungsfähigkeiten zu finden. Dies wird dir helfen, deine Energie gesünder zu kanalisieren. Zudem musst du in der Lage sein ungesunde und negative Bewältigungsmechanismen zu erkennen. Zum Beispiel:

- Vermeidungsverhalten (nicht das tun, was getan werden muss)
- Drogenmissbrauch, einschließlich Rauchen
- Kaufsucht
- Sich auf die Probleme anderer konzentrieren
- Den ganzen Tag schlafen
- Über-/Unterernährung

BEWÄLTIGUNGSFÄHIGKEITEN, DIE DU WÄHREND DER GENESUNG ERLERNST

Auslöser zu verstehen, gehört zu den ersten Dingen, die du während einer Suchttherapie lernst. Ein gutes Rehabilitationsprogramm hilft dabei, die Muster zu erkennen, die zu einer Sucht führen. Du solltest dir der riskantesten Auslöser bewusst sein, um ein Wiederauftreten zu vermeiden. Diese können Folgendes umfassen, sind aber nicht darauf beschränkt:

- Geringe Selbstfürsorge
- Isolation von anderen
- Negatives Denken
- Stress
- Problemverleugnung
- In alte Muster verfallen (z. B. mit Freunden rumhängen, die trinken oder Drogen nehmen)

Ich habe eine Liste mit einigen der häufigsten Probleme erstellt, mit denen Menschen während der Genesung konfrontiert sind und einige Bewältigungsstrategien, die hilfreich sein könnten.

Negatives Verhalten
Einschließlich:

- Sich beklagen
- Wertend bzw. urteilend denken
- Anderen Vorwürfe machen
- Intrigen

Während jeder zu gelegentlichen negativen Gedanken neigt, kann übermäßige Negativität Rückfälle begünstigen. Lösung: Kognitive Verhaltenstherapie, um ungesunde Gedanken (bekannt als kognitive Störungen) zu identifizieren und ihnen angemessen zu begegnen. Während dieser Therapie arbeitest du mit einem Psychologen oder Therapeuten zusammen und entwickelst die erforderlichen Lebenskompetenzen, um auf kognitive Verzerrungen zu reagieren.

Stress
Stress ist ein bekannter Risikofaktor, der Rückfälle in altes Suchtverhalten wahrscheinlicher macht. Dieser kann durch Folgendes hervorgerufen werden:

- Emotionaler und körperlicher Missbrauch
- Verlust des Arbeitsplatzes oder der Wohnung
- Tod eines geliebten Menschen
- Gefühl der Isolation

Darüber hinaus müssen Stressfaktoren nicht aus besonderen Ereignissen resultieren. Manchmal reicht es aus, zu spät zur Arbeit zu kommen. Lösung: Es gibt eine Vielzahl von Stressbewältigungstechniken, die du in dein Leben integrieren kannst. Zum Beispiel kann Achtsamkeitsmeditation helfen, Probleme klar zu durchschauen und sie auf vorteilhaftere Weise anzugehen. Darüber hinaus erhöhen das Ausüben und Durchführen körperlicher Aktivitäten die Endorphine, was hilft, Stress abzubauen und besser zu schlafen. Andere Aktivitäten zum Stressabbau sind:

- Meditation
- Yoga
- Tai Chi
- Massage
- Gartenarbeit
- Das Erstellen einer Liste mit denen, für die du dankbar ist
- Ziele setzen

Zurückfallen in alte Verhaltensweisen

Du musst bereit sein, Veränderungen in deinem Leben vorzunehmen. Wenn du dich nicht aus den Teilen deines Lebens entfernst, die deinen Zustand verschlechtert haben, werden dich die alten Verhaltensweisen einholen. Ändere deine Denkweise, damit du dies als Chance begreifst, dein ganzes Leben zum Besseren zu verändern. Umgebe dich mit einem

Netzwerk von Menschen, die sich positiv auf dich auswirken. Beispiele dafür:

- Gespräche mit Beratern und Therapeuten
- Teilnahme an Selbsthilfegruppen, einschließlich AA
- Zurück zur Reha
- Ein zuverlässiges zwischenmenschliches Netzwerk haben, einschließlich Freunde und Familie

Andere Bewältigungsstrategien

Bedenke: Was für dich funktioniert, muss nicht zwingend bei anderen wirken. Weitere Möglichkeiten bestehen aus:

- Dankbarkeit üben
- Mit deinem Glauben Schritt halten oder Spiritualität finden
- Gesund essen
- Teilnahme an Aggressionsbewältigungskursen

UNGESUNDE BEWÄLTIGUNGSFORMEN IN DER GENESUNG

Öffne dich für deine Gefühle

Weil sie Angst davor haben, Verletzlichkeit zu zeigen, ziehen es manche Menschen vor, ihre Gefühle zu unterdrücken. Dies kann jedoch dazu führen, dass dies auf ungesunde Art kompensiert wir, etwa durch Drogen oder Alkohol, um mit Emotionen fertig zu werden. Lerne, Emotionen besser zu regulieren, indem du die folgenden Anweisungen befolgst:

- Kommuniziere deine Gefühle konsequent.
- Finde heraus, warum du deine Gefühle verschließt

- Akzeptiere deine Gefühle.
- Schreibe ein Tagebuch.
- Spreche offen heraus.
- Lerne, loszulassen.

Sozialer Umgang mit anderen Abhängigen

Häufig sind wir versucht, zu alten Verhaltensweisen zurückzukehren. Dies kann ein Treffen mit drogenabhängigen Freunden, Familienmitgliedern oder Kollegen einschließen. Wir müssen diese geliebten Menschen meiden, während wir im Entzug sind. Wenn wir etwa zu einer Veranstaltung mit einigen alten Freunden eingeladen werden, lassen wir sie von unserer Situation wissen. Wahre Freunde werden verstehen, dass wir eine Auszeit brauchen, und die Freundschaft wird durch diese Ehrlichkeit sogar gestärkt. Wenn deine Freunde das nicht verstehen, musst du Grenzen setzen. Anstatt in eine Bar oder ein anderes Lokal zu gehen, das Alkohol anbietet, wähle ein Café oder eine Saftbar.

GESUNDE BEWÄLTIGUNGSFORMEN PRAKTIZIEREN

Im Folgenden findest du zehn Lösungsmöglichkeiten, wie du gesunde Fähigkeiten in der Genesung verinnerlichen kannst:

Sei ehrlich zu dir selbst

Das Wichtigste ist, ehrlich zu sich selbst und anderen zu sein. Wenn du dich ängstlich oder deprimiert fühlst, gehe offen damit um, akzeptiere es und stehe dazu. Wenn du versuchst, Gefühle zu unterdrücken, dann wirkt dies kontraproduktiv. Sei ehrlich zu dir selbst und erkenne, dass du auch nur ein Mensch bist. Wenn dich Dinge aufregen, entspanne dich und nehme dir eine Auszeit.

Sei dankbar und führe ein Tagebuch

Wenn du dich in Genesung befindest, ist es wichtig, dich daran zu erinnern, wofür du dankbar sein kannst. Führe eine Liste mit Gedanken darüber oder schreibe gleich ein Tagebuch. Vieles ist nicht selbstverständlich. Dazu gehören Familie, Freunde, ein Job und ein Dach über dem Kopf. Es kann deine Genesung erleichtern, wenn du dich im Laufe des Tages an Momente erinnerst, die dir Freude bereiten.

Praktiziere Meditation

Achtsamkeitsmeditation hilft uns, selbstbewusster zu werden. Es wird bewirken, jeden Tag bessere Entscheidungen zu treffen und angemessen auf das Suchtverlangen zu reagieren. Angst und Stress werden abnehmen, und dies wird die Wahrscheinlichkeit für Rückfälle verringern. Falls du dich gestresst oder ängstlich fühlst, kann Meditieren dabei helfen, die Kontrolle über deine Gefühle zurückzugewinnen, und dich neu auszurichten.

Nehme an Therapiesitzungen teil

Viele genesende Süchtige können bestätigen, dass die Therapie ihr Leben gerettet hat. Einzel-, Gruppen- und Familientherapie während der Behandlung helfen dabei, das Schlimmste einer jeden Sucht zu überwinden. Aber auch die Therapie nach der eigentlichen Behandlung ist wichtig. Wenn du deine Probleme bei der Genesung mit einem Experten für psychische Gesundheit diskutierst, wird dies die Last auf deinen Schultern verringern.

Kreiere ein System der Unterstützung um dich herum

Wir haben bereits besprochen, wie wichtig Freunde und Familie sind. Der Beitritt zu Zwölf-Schritte-Gruppen, wie den Anonymen Alkoholikern, kann ebenfalls wirksam sein, da du mit Gleichgesinnten in Kontakt trittst. Diese Leute wissen, was du durchmachst und können Unterstützung und Einsicht bieten. Diese Gruppen stellen dir zudem einen Mentor zur Verfügung, der seit Jahren abstinent ist und weiß, worauf es ankommt. Dies ist besonders dann hilfreich, wenn Entzugserscheinungen einsetzen.

Lerne, dich zu entspannen

Wir begegnen vielen Situationen mit hohem Stress, egal ob wir bei der Arbeit, in der Schule oder zu Hause sind. Eine der besten Möglichkeiten zum Herunterkommen ist zu lernen, wie man sich in jeder Situation entspannt. Nehme ein langes Bad oder höre nach einem langen Tag beruhigende Musik. Yoga kann dir ebenso helfen, deinen Geist zu entspannen und gleichzeitig deinen Körper zu stärken. Meditation ist auch eine ausgezeichnete Entspannungstechnik. Mache einen Spaziergang, sieh dir deine Lieblingssendung im Fernsehen an oder lausche den Geräuschen des Ozeans.

Ernähre dich gesund und bleibe aktiv

Wenn du dich um deinen Körper kümmerst, wird er es dir danken. Was du konsumierst, hat eine unglaubliche Wirkung auf deine geistige Gesundheit, weshalb du dich gesund und nährstoffreich ernähren solltest. Ein Teil der Sucht kommt von Unterernährung und davon, dass du deinem Körper nicht das gibst, was er wirklich braucht. Stelle sicher, jederzeit genug zu trinken. Eine gesunde Lebensweise setzt Endorphine in deinem

Gehirn frei und das verleiht dir ein gutes Gefühl. Zudem bekommt dein Tag zusätzliche Struktur. Routine zu haben ist der Schlüssel, um nüchtern zu bleiben. Sich um den eigenen Körper zu kümmern, indem du Sport treibst und richtig ist, wird enorme Auswirkungen mit sich bringen.

Tue, was dir Spaß macht

Magst du Kajakfahren? Freiwilligenarbeit? Videos erstellen? Widme dich dem! Sich in eine Aktivität zu stürzen, die Freude bereitet und anderen hilft, verleiht ein Gefühl der Erfüllung. Darüber wird deine Sucht in den Hintergrund treten.

AUSLÖSER FÜR RÜCKFÄLLE

Rückfallauslöser sind Menschen, Orte, Dinge und Gefühle, die dich an früheren Konsum erinnern. Dies kann Entzugserscheinungen hervorrufen, die zu einem Rückfall führen können. Menschen, die schon lange Drogen konsumiert haben, assoziieren Substanzkonsum mit einem guten Gefühl. Selbst nachdem sie nüchtern geworden sind, werden diese Umstände immer noch präsent sein und sobald sie auf Auslöser stoßen, werden Sie zwangsläufig nach Drogen und Alkohol verlangen. Unabhängig davon, wie lange du bereits abstinent bist, solltest du dir der Auslöser für Rückfälle bewusst sein.

Externe Auslöser

Externe Auslöser erinnern dich an früheren Konsum. Einige Beispiele hierfür sind:

1. Personen: Die dir am nächsten stehenden Personen (Freunde, Familie, Kollegen, ehemalige Drogendealer)

können Auslöser sein, die einen Rückfall verursachen. Halte dich von ihnen fern.

2. Orte: Das Gehen oder Fahren an einem Ort, an dem du früher getrunken oder Drogen genommen hast, kann Verlangen auslösen. Dazu können Bars, Restaurants und Hotels gehören. Versuche, diese Orte zu vermeiden, indem du eine alternative Route verwendest, um ans Ziel zu gelangen.

3. Objekte: Sogar materielle Dinge können Verlangen wecken. Drogenzubehör, Löffel (für Heroinkonsumenten) und leere Tablettenfläschchen sind Dinge, die das Verhalten eines genesenden Süchtigen beeinflussen können.

4. Aktivitäten/Situationen: Stresssituationen können diejenigen, die sich in der Genesung befinden, anfällig machen. Dazu gehört nicht nur der Verlust eines Arbeitsplatzes oder eines geliebten Menschen. Fröhliche Anlässe wie Hochzeiten, Geburtstage und andere Feste, an denen Alkohol fließen, können ebenfalls Gier hervorrufen.

Weitere, situationsbezogene Auslöser:

- Anrufe von Gläubigern
- Gehaltstag
- Vor, während und nach dem Sex
- Einsame Momente
- Mittag- oder Abendessen essen
- Telefonieren

Interne Auslöser

Interne Auslöser sind Emotionen, Gefühle und Gedanken, die du mit dem Konsum in Verbindung bringst. Diese sind schwieriger zu handhaben als externe Auslöser, da du sie nicht immer vermeiden kannst. Interne Auslöser können zu negativem Verhalten führen, das schließlich in einen Rückfall mündet.

Beispiele hierfür sind:

- Negative Gefühle: Wenn du dich gereizt, wütend, eifersüchtig oder ängstlich fühlst, kann ein Verlangen nach Konsum entstehen.

- Normale Gefühle: Das kommt vielleicht unerwartet, aber auch normale Gefühle können Auslöser sein. Entspannung, Langeweile, Verlegenheit und Nachlässigkeit können sich negativ auswirken.

- Positive Gefühle: Aufgeregt, glücklich, zuversichtlich und stark zu sein, kann ebenso zu einem Rückfall führen. Etwas zu feiern könnte dich dazu bringen, nach einer Flasche zu greifen und "eine Ausnahme zu machen".

Um zu erkennen, welche Gefühle möglicherweise einen Rückfall auslösen könnten, stelle dir folgende Fragen: Wie fühle ich mich vor der Einnahme von Substanzen? Wie möchte ich mich fühlen, bevor ich Drogen und Alkohol konsumiere? Wie habe ich mich gefühlt, als ich in der letzten Woche diesen Drang verspürte?

Die Erstellung eines Plans zur Rückfallvermeidung

Ein guter Plan, um Rückfälle zu vermeiden, beinhaltet:

- Tägliche Übung
- Tägliche Meditation

- Beten oder andere Formen der Spiritualität
- Tägliches Schreiben
- Ein Hobby, wie Häkeln ausüben oder ein neues Instrument lernen
- Handle nach einer To-do-Liste
- Wende dich an eine Bezugsperson

Was tue ich, falls ich schwach werde?

Sieh es nicht als Misserfolg. Obwohl du einen Rückschlag erlitten hast, heißt das nicht, dass es keine Hoffnung mehr gibt. Jeder stößt auf seinem Weg zum Erfolg auf Hindernisse. Ein Rückfall kommt häufiger vor, als du glaubst. Die meisten Abhängigen werden zumindest einmal rückfällig. Durch den Besuch von Selbsthilfegruppen, wie Anonyme Alkoholiker und der Teilnahme an Nachsorgeprogrammen, solltest du jedoch bald wieder auf den richtigen Weg kommen.

Materialisim

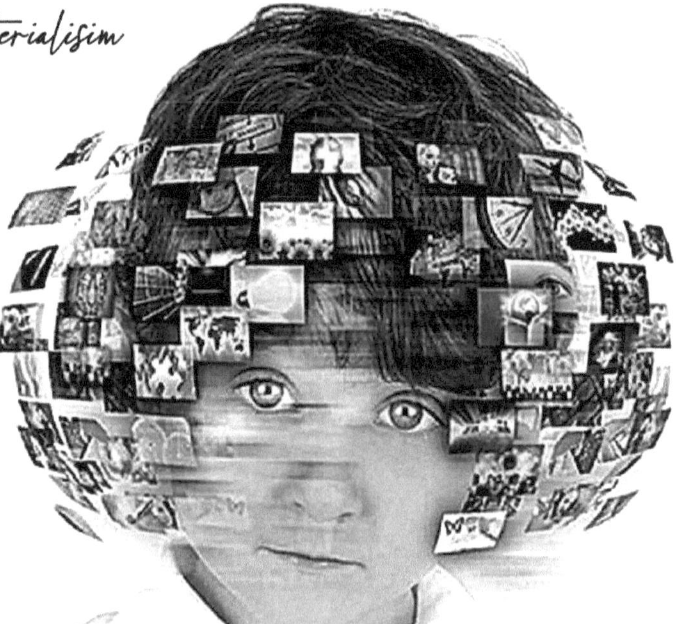

My-mindguide.com

BEFREIE DICH VOM MATERIALISMUS

Geld kann dir weder Liebe noch Glück erkaufen. Die heutige materialistische Welt drängt uns oft dazu, die coolsten Gadgets zu kaufen die angesagtesten Klamotten, aber die Forschung zeigt, dass Besitz und Shoppingtouren unser Glück nicht erkaufen können. Im Großen und Ganzen kauft Geld Glück nur für diejenigen, denen die Grundbedürfnisse fehlen. Sobald du ein Einkommen von 50.000 Euro überschritten hast, bringt mehr Geld nicht viel mehr Glück. Während wir also in Richtung Materialismus gedrängt werden, geschieht dies für den finanziellen Gewinn von Unternehmen, nicht für unser eigenes Glück. Leider ist es brutal schwierig, der Falle des Materialismus zu entkommen und Glück auf andere Weise zu finden, als Dinge online zu kaufen oder Freude im Einkaufszentrum zu erleben.

Wie oft haben wir bereits die Klage gehört, dass wir in einer materialistischen Welt leben? Sind wir schuldig, materialistisch zu sein? Wenn ja, würden wir nicht aus diesem Teufelskreis aussteigen wollen, in welchem wir materielle Besitztümer anhäufen, nur um noch mehr zu wollen, nachdem wir bekommen haben, was wir ursprünglich wollten? Sozialexperten sagen, dass die Menschen trotz des wachsenden Wohlstands der heutigen Gesellschaft nicht unbedingt glücklicher sind. Warum ist das so?

In den nächsten Abschnitten werden wir einen kleinen Blick darauf werfen, wie wir uns tatsächlich davon befreien können. Das ist zweifellos möglich!

VERBESSERE DEIN WOHLBEFINDEN DURCH DEN FOKUS AUF BEDEUTENDERE ZIELE

Überall um uns herum gibt es Nachrichten, die uns sagen, dass wir Sachen kaufen sollen. Im Internet (einschließlich Blogs) sehen wir ständig Werbung, die versucht, uns zum Kauf eines Produkts oder einer Dienstleistung zu bewegen. Worin liegt der Hauptgrund für Fernsehen und Filme: ständige Produktplatzierung! Daher sind wir uns nicht immer sicher, was Werbung ist und was dort vom Regisseur eingefügt wurde. Schalte das Radio ein oder öffne ein Magazin, und du wirst mit weiterer Werbung bombardiert. Gehe in ein Einkaufszentrum und der Aufruf, zu kaufen kommt aus allen Richtungen.

Dieser Aufruf lautet: Kaufen, kaufen, kaufen ... Die Vorstellung, dass es uns irgendwie glücklicher machen wird, begleitet uns seit unserer Kindheit - bis zu dem Tag, an dem wir sterben. Es ist unvermeidlich. Nun, beinahe. Du könntest in einer Hütte im Wald leben oder stattdessen clevere Wege finden, dem Materialismus zu entkommen. Hier folgen einige Vorschläge dafür:

Begrenze deine TV-Zeit

Siehst du wirklich gern stundenlang fern? Denke darüber nach, was du wirklich sehen willst, und schaue auch nur das - nicht mehr. Wenn Werbung kommt, mach etwas anderes. Auch ein Komplettverzicht auf TV ist möglich - eine der besten Entscheidungen meines Lebens.

Vermeide die Nachrichten

Journalisten werden das nie offen zugeben, doch wenn sie ehrlich sind, dann machen sie keinen Hehl daraus, dass die Werbung der wichtigste Bestandteil einer jeden Nachrichtensendung ist. Werbung ist ein Teil der Nachrichten. Wenn du also Nachrichten siehst oder liest, wirst du bereits in die Werbung hineingezogen. Versuche Folgendes: Boykottiere die Nachrichten eine Woche lang. Ich mache das seit ungefähr zwei Jahren und es hat mir kein bisschen geschadet. Tatsächlich hat es mir sehr geholfen.

Beschränke das Lesen im Internet

Ich sage nicht, dass du nun gleich auf das Internet verzichten musst. Ich liebe es, Blogs zu lesen. Aber nur die, die ich wirklich gerne lese, die den größten Wert beinhalten. Beschränke die Lektüre auf diese. Tu das auch nur 1x täglich, etwa dreißig Minuten lang. Wenn das gelingt, hast du einen großen Schritt nach vorn gemacht.

Lies Bücher statt Zeitschriften. Erstere bestehen nur aus Werbung und bieten kaum Mehrwert. Versuche stattdessen, ein werbefreies Buch zu lesen - eine effektivere Nutzung deiner Zeit.

Gehe nicht ins Einkaufszentrum

Der einzige Zweck dieser Orte ist, Konsum. Wenn du einen Ort suchst, an dem du deinen Samstagnachmittag verbringen kannst, suche dir einen kostenlosen Ort – zum Beispiel ein

Park oder einen Strand. Wenn du etwas kaufen musst, gehe in ein einzelnes Geschäft (nicht in das Einkaufszentrum). Stöbere nicht herum und kaufe zielgerichtet ein.

Kontrolliere deinen Drang

Wenn du online bist, fernsiehst oder in einem Geschäft bist, behalte stets im Auge, wie oft du etwas kaufen möchtest. Notiere dies. Sobald du dir deines Drangs, Dinge zu kaufen, bewusster wirst, kannst du diesen effektiver kontrollieren. Sobald dir das gelingt, ist es nicht länger notwendig, deinen Medienkonsum einzuschränken (siehe obige Tipps), obwohl ich argumentieren würde, dass dir ein solcher Verzicht immer noch eine bessere Lebensqualität ermöglicht.

Verwende eine 30-Tage-Liste

Diese wirkt Wunder! Willst du etwas wirklich dringend, setze es auf eine Liste und schreibe das Datum auf, an dem du den Artikel zur Liste hinzugefügt hast. Verinnerliche, dass du diesen Artikel dreißig Tage lang nicht kaufen kannst. Schwierig, aber machbar. Sobald die dreißig Tage vergangen sind, kannst du dir diesen Artikel zulegen - sofern du diesen dann tatsächlich noch willst. Dies gilt für alle Produkte, die nicht dem täglichen Bedarf unterliegen. Oft wird unser Drang, etwas zu kaufen, während dieser Wartezeit vergehen.

Entrümpeln

Ich finde es ziemlich erstaunlich, all den Mist zu sehen, den ich über einen Zeitraum von Jahren anhäufe. Meine Schränke sind voll mit Dingen, für die ich keine Verwendung mehr habe. Dabei wird mir klar, wie nutzlos viele dieser Dinge sind. Setzt du diesen Schritt um, bist du davon geheilt, sinnlosen Kram einzukaufen - vor allem, wenn du den aufgeräumten Look deines Zuhauses so zu schätzen weißt, wie ich.

Finde andere Formen der Unterhaltung

Es gibt andere Dinge zu tun, als fernzusehen, Filme zu schauen oder Dinge im Internet zu lesen. Versuche, die freiwerdende Zeit stattdessen mit Sport zu füllen, Brettspiele zu spielen oder Kunst zu erschaffen. Unternehme etwas mit deinen Kindern oder Verwandten und verbringe diese Zeit auf soziale Weise. Ich bin sicher, du findest hundert kostenlose oder günstige Dinge, die dein Leben bereichern.

Gebraucht kaufen

Wenn du den Drang verspürst, etwas zu kaufen, ohne zu 100% davon überzeugt zu sein, versuche, es gebraucht statt neu zu finden. Schaue in Secondhand-Läden, Flohmärkten oder ähnlichen Orten nach.

Der wahre Weg zum Glück

Du bist nun dem Materialismus entronnen, doch was kannst du sonst noch tun, um wahres Glück zu erlangen? Es gibt zahlreiche Möglichkeiten. Jeder von uns ist anders, aber die folgenden Vorschläge solltest du in Erwägung ziehen:

Dankbarkeitsliste: Erstelle eine Liste mit Dingen, für die du dankbar bist. Schätze diese Dinge Tag für Tag.

Denke positiv: Versuche, negatives Denken aus Leben zu entfernen und eine positivere Einstellung anzunehmen.

Kleine Freuden: Erstelle eine Liste mit kleinen Dingen, die große Freude bereiten. Genieße diese Kleinigkeiten über den

Tag verteilt und notiere weitere kleine Freuden, während du den Alltag genießt.

Freundlichkeit: Praktiziere kleine Gesten der Freundlichkeit und des Mitgefühls. Tue dies anonym. Helfe denen in Not und bringe jemanden zum Lächeln.

Liebe: Stelle eine intime Verbindung zu einem geliebten Menschen her. Entwickle deine Freundschaften weiter. Verbringe Zeit mit anderen, unterhalte dich und mache sie glücklich.

Sport: Es klingt banal, aber dies kann große Freude in dein Leben bringen.

Bedeutung: Es ist oft nützlich, einen Sinn zu finden, sei es durch eine Religion, einen spirituellen Weg, oder durch diejenigen, die wir im Leben schätzen. Setze dir zudem Ziele.

Flow: Beseitige Ablenkungen und stürze dich wirklich in das, was du tust. Versetze dich hinein, bis du die Außenwelt dabei vergisst.

Selbsterkennung: Lerne einzuschätzen, was dir Glück bringt. Studiere dein Inneres. Erfahre mehr über deine Fähigkeit, zu lieben und verbessere deine Fähigkeit zum Mitgefühl.

Materialismus begrenzen

Dass du deinen Hang zum Materialismus reduzierst, bedeutet noch nicht, dass du all deine Besitztümer aufgeben sollst. Dies würde eigentlich nur beweisen, dass man sich immer noch zu sehr mit dem eigenen Besitz beschäftigt. Jemand, der eine gesunde innere Welt aufgebaut hat, würde Besitztümer als neutral ansehen. Bei dieser Werteverschiebung geht es mehr um die Einstellung als um definierte Aktionen. Hier folgen einige Ideen, um den Weg zu erleichtern:

Du wirst nicht definiert durch die Sachen, die dir gehören

Das Problem liegt darin verborgen, dass du die Dinge in erster Linie als Besitz betrachtest. Eigentum ist nur ein gesellschaftliches Konstrukt, um Ordnung zu halten. Es hat keine tiefere Bedeutung. Trenne deine Identität von den Dingen, die du als deinen Besitz betrachtest.

In Beziehungen geht es darum, zu tun, nicht zu "haben"

Du kannst keine Freundin, keinen Freund oder Ehepartner „haben". Obwohl diese Begriffe ziemlich alltäglich sind, zeigen sie, dass viele Menschen Beziehungen immer noch als Besitz betrachten. Je mehr du Beziehungen als Besitz verstehst, desto weniger inneren Wert kannst du daraus gewinnen.

Erstelle ein System von Zielen und Herausforderungen

Materialismus besetzt eine Lücke. Ersetze diesen Füllstoff durch Ziele und Herausforderungen. Obwohl viele meiner Herausforderungen auf materiellen Gewinn ausgerichtet sind, ist das nicht der eigentliche Punkt. Es ist das Erreichen persönlicher Zielmarken.

Dienen

Investiere deine Energie in die Hilfe für andere Menschen. Ich betrachte Handlungen nicht als ein Kontinuum von Egoismus zu Selbstlosigkeit, da Handlungen, die mir direkt zugutekommen, auch anderen von Nutzen sein können. Aber selbst in diesem Fall kann die Verlagerung des Fokus auf die Bedürfnisse anderer die materiellen Dinge ersetzen.

Trenne dich von Ballast

Ich bin das Gegenteil eines Messies. Wenn ich eine größere Reinigung durchführen muss, werfe ich normalerweise so ziemlich alles weg, was ich in letzter Zeit nicht verwendet habe. Alte Besitztümer loszuwerden, kann eine befreiende Erfahrung sein, da man abstreift, was nicht wichtig ist - und einen belastet.

Betrachte Reichtum als Herausforderung, nicht als Ergebnis

Ich betrachte das Verdienen von weiterem Geld als ein interessantes und komplexes Spiel. Ich gehe davon aus, dass meine minimale Komfortschwelle nur bei etwa 15.000 bis 20.000 US-Dollar pro Jahr liegen würde – alles darüber hinaus ist schlicht eine sportliche Herausforderung.

Lebensbezogene Objekte

Der einzige Grund, ein Objekt zu kaufen, besteht darin, zu glauben, dass es (direkt oder indirekt) die Qualität deines Lebens verbessern wird. Gehe zurück zu deinem Ursprung und vermeide die vermeintlichen „Zwischenhändler" des Glücks, die durch materielle Güter repräsentiert werden.

Baue immaterielle Vermögenswerte auf

Gewohnheiten, Zeitmanagement, Disziplin, emotionale Kontrolle, Verständnis und Lernen sind nur einige der nichtkörperlichen Fähigkeiten, die du besitzen kannst. Der Aufbau von immateriellen Vermögenswerten ersetzt deinen Bedarf an physischen Werten.

Verwende Geld, um dich zu befreien, nicht um dich selbst zu fesseln

Falls du über ein größeres Einkommen verfügst, erhöhe nicht einfach blind deinen Lebensstandard. Arbeite stattdessen daran, einen Puffer zwischen deinem Einkommen und deinem Lebensstil zu schaffen, damit du unter deinen Verhältnissen lebst. Dies verleiht mehr Freiheit, Ziele und Ideen zu verfolgen, die möglicherweise nicht sofort erreichbar sind.

Halte es schlicht

Vereinfache alle materiellen Besitztümer, damit du nicht deine geistigen Ressourcen verschwendest. Einfach, wenn auch weniger glamourös, erfordert weniger Wartung, bietet weniger Ablenkungen und erfordert weniger Nachdenken. Ein einfacher Lebensstil bietet die Möglichkeit, deine Energien auf deine innere Welt zu konzentrieren.

Vermeide das Statusspiel

Suche dir Freunde aus allen sozialen Schichten. Lasse dich nicht auf das Spiel ein, welches den Wert einer Person auf der Grundlage ihres Einkommens oder ihres Berufs definiert. Ich kenne Menschen, die ich für klüger und aufgeklärter halten würde, die von einem Bruchteil des Einkommens leben, das andere verdienen. Das Aufrechterhalten von Verbindungen auf allen Ebenen trennt dich von den Wettbewerbsaspekten, die der Materialismus mit sich bringt.

Beurteile dich selbst nach deiner Ethik und deinem Verständnis

Ich wäre viel glücklicher mit mir selbst, wenn ich arm und mit einem ausgeprägten Sinn für Moral wäre, als reich, aber ohne

Skrupel. Definiere deinen Selbstwert nicht darüber, wie viel du erreicht hast.

Loslassen

Der Buddhismus lehrt, dass das Festhalten an Dingen Leid erzeugt. Auch dies ist alles eine Frage der eigenen Einstellung. Ich bin kein Buddhist, aber so, wie ich es verstehe, bedeutet dies nicht, dass der einzige Weg zum wahren Glück darin besteht, alles aufzugeben. Es bedeutet, dass du aufhörst, an all den Dingen festzuhalten, die du „besitzt", einschließlich anderer Menschen.

Du kannst nichts mitnehmen. Was wird auf deinem Sterbebett wichtig sein? Wenn du auf dein ganzes Leben zurückblickst, was wird tatsächlich zählen? Richte dich danach, um Prioritäten zu setzen.

Materialisim

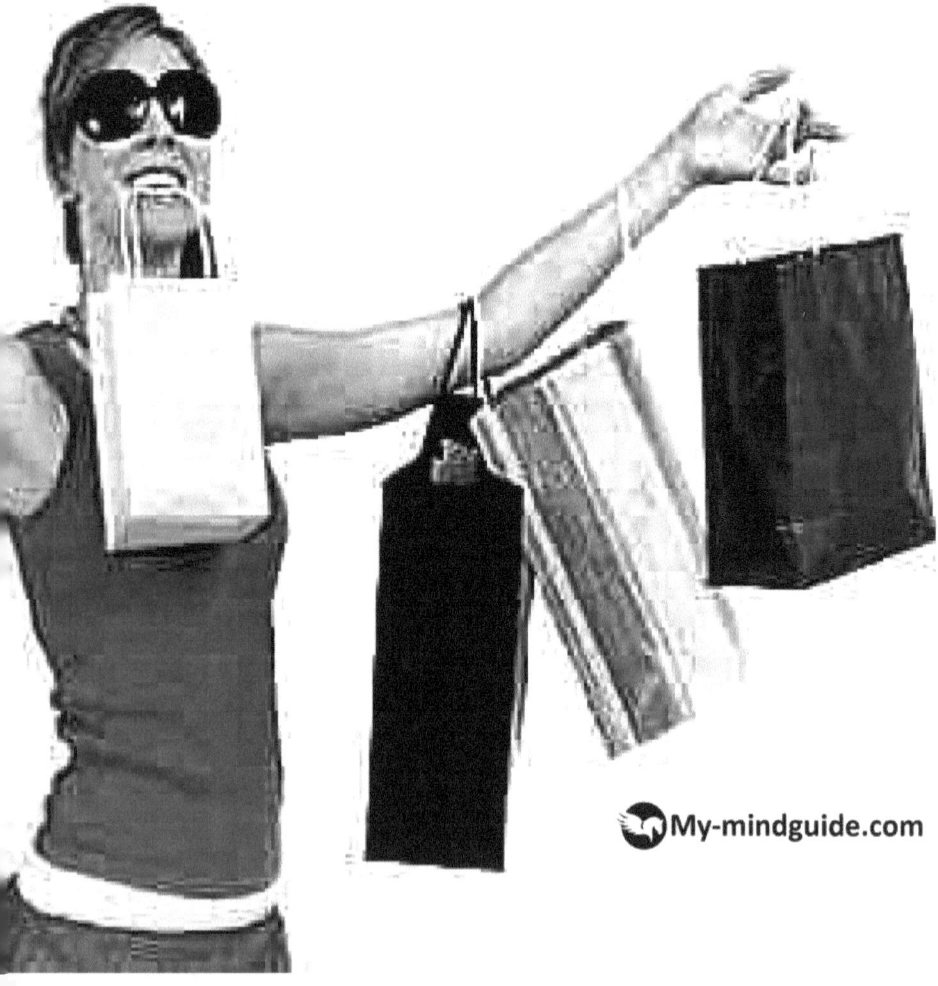

REGRESSIONSTHERAPIE GEGEN MATERIELLE ABHÄNGIGKEIT

Regressionstherapie ist ein Behandlungsansatz, der sich auf die Verarbeitung bedeutender, vergangener Ereignisse konzentriert, die das gegenwärtige geistige und emotionale Wohlbefinden einer Person beeinträchtigen. Therapeuten, die diesen Ansatz praktizieren, glauben, dass Menschen, die eine Behandlung für Phobien, Depressionen, Intimitätsprobleme und eine Reihe anderer Probleme suchen, eine Verbesserung ihres Geisteszustands erlangen, indem sie die frühen Erfahrungen, welche diese Probleme beeinflusst haben, aufgreifen und wiedererleben. Diese Methode ist jedoch aufgrund der begrenzten Forschungen darüber, sowie des Potenzials für falsche Erinnerungen etwas umstritten.

Geschichte und Entwicklung

Die Regressionstherapie entwickelte sich aus der Hypnotherapie heraus und der Psychoanalyse, deren Schwerpunkt auf der Wiederentdeckung von Details vergangener Ereignisse liegt. Hiermit kann man aktuelle Konflikte und Emotionen beeinflussen. Hypnotherapie und Psychoanalyse wurden beide in den 1950er Jahren populär. Das Gebiet der Psychologie begann davon auszugehen, dass die Vergangenheit die Ursache für Turbulenzen im Leben der Menschen war. Sigmund Freud, der das Konzept entwickelte, das Unbewusste ins Bewusstsein zu bringen, war eine prominente Figur während der Entwicklung der Psychoanalyse und viele seiner Ideen flossen in die Entwicklung der Regressionstherapie ein. Morris Netherton, der 1978 *Past Lives Therapy*, das erste Buch auf dem Gebiet der Regressionstherapie, veröffentlichte, hat seine Theorien zur Regressionstherapie auf der ganzen Welt gelehrt. Brian Weiss, der seit den 1980er Jahren für die Weiterentwicklung von Regressionstherapietechniken bekannt ist, ist eine weitere herausragende Persönlichkeit auf diesem Gebiet.

Theorien und Prinzipien

Als die Erkenntnisse der Psychoanalyse und der Hypnotherapie zusammenkamen, um über die Regressionstherapie zu informieren, wurde das Bewusstsein zu einer zentralen Komponente der Arbeit der Therapeuten erklärt. Die psychoanalytische Sichtweise des Bewusstseins mit drei Ebenen wurde bei der Regressionstherapie übernommen. Die drei Ebenen des Bewusstseins, die in der Therapie anerkannt werden, lauten wie folgt:

1. Der bewusste Verstand, der die Gedanken darstellt, derer sich eine Person bewusst ist

2. Das Unterbewusstsein, das Emotionen, Gewohnheiten und Instinkte repräsentiert

3. Das Überbewusstsein, auch bekannt als Geist, Seele oder höheres Element einer Person, das einen Anhaltspunkt dafür liefern kann, wie diese Person denken oder handeln möchte

Die Regressionstherapie besagt, dass eine Person, wenn sie sich durch das Leben bewegt, Erinnerungen sammelt, die dann im Kopf gespeichert werden. Einige dieser Erinnerungen sind dem bewussten Verstand zugänglich. Dennoch können andere Erinnerungen im Unterbewusstsein verbleiben, und eine Person ist im Allgemeinen nicht in der Lage, Details dieser Erinnerungen ohne Hilfe in das Bewusstsein zu bringen. Auch wenn auf die unbewussten Erinnerungen nicht zugegriffen werden kann, glauben Regressionstherapeuten, dass sie immer noch einen signifikanten Einfluss auf die Entwicklung und die Fähigkeit haben können, im Leben zu navigieren.

Typen der Regressionstherapie

Es existieren verschiedene Abstufungen:

- Hypnotische Regressionstherapie: Während alle Arten von Regressionstherapien Hypnosen beinhalten, beinhaltet diese allgemeinste Art nicht unbedingt Erwähnungen vergangener Leben oder zeitbezogene Phasen. Es soll den Patienten schlicht erleichtern, durch Hypnosen auf ihr Unterbewusstsein zuzugreifen.
- Altersregressionstherapie: Bei dieser Art der Therapie induzieren Therapeuten eine Amnesie beim Patienten und bitten ihn dann, zu den vergangenen Jahren zurückzukehren. Laut der *American Psychological Association* bleibt dies in der psychologischen Gemeinschaft aufgrund des Potenzials für falsche Erinnerungen umstritten.
- Past-Life-Regressionstherapie: Dies hängt von der Überzeugung ab, dass wir viele unserer Traumata aus unseren vergangenen Leben mit uns herumtragen. Dies ist sehr umstritten und wird laut der *American Psychological Association* von vielen Hypnotherapeuten nicht anerkannt.

WIE FUNKTIONIERT REGRESSIONSTHERAPIE?

Die Regressionstherapie konzentriert sich auf Konfliktbereiche und andere potenziell unangenehme Aspekte im Leben einer Person, um die Quellen negativer Emotionen zu identifizieren und zu bestimmen, die effektiver angegangen werden müssen.

Hypnotische Regressionstherapie tritt oft in 5 Phasen auf:

- Vorbereitung
- Durchführung von Regressionstechniken
- Ausdruck und Freisetzung von zuvor unterdrückten Emotionen
- Umlernen/Umprogrammieren des Unterbewusstseins
- Abschluss der Sitzung

Der Therapeut hilft dem Patienten, durch bewusstes Atmen in einen entspannten Zustand zu gelangen. Der Therapeut erleichtert dann den Prozess der Regression, während der Patient die Augen schließt und laut über eine bedeutende Erfahrung der Vergangenheit spricht. Er fordert ihn auf, so detailliert wie möglich über die Umgebung und alle sensorischen Gefühle zu reden, die in den Prozessen auftauchen. Der Therapeut kann die Person auch bitten, bei Bedarf über alle Emotionen zu sprechen, die auftreten, während das Ereignis erneut durchlebt wird. Es wird angenommen, dass eine Person durch diesen Prozess auf ihr Unterbewusstsein zugreifen und die mit dem letzten Ereignis verbundenen Emotionen isolieren kann.

Sobald diese Emotionen isoliert und zum Bewusstsein gebracht wurden, können der Therapeut und der Patient damit beginnen, mögliche Lösungen zu finden, um eine Veränderung vorzunehmen. In der Reprogrammierungsphase arbeiten beide zusammen, um alternative Wege zur Beschreibung des letzten Ereignisses zu entwickeln. Sie schaffen ein Gefühl der Widerstandsfähigkeit und fördern adaptive Stärken. Regressionstherapie kann durch einen therapeutisch gerichteten oder personenzentrierten Ansatz durchgeführt werden. Therapeutisch ausgerichtete Trance erfordert weniger Schulung in Hypnosen, da Therapeuten oft ein Skript verwenden, um dem Bedürfnis der Hilfesuchenden gerecht zu werden. Diese Skripte können in manchen Fällen hilfreich sein, aber sie können auch bestimmte Probleme unberücksichtigt lassen. Viele Praktiker halten dies für eine weniger effektive Methode als die personenzentrierte, hypnotische Regressionstherapie. Hierbei verwendet ein Therapeut Hypnosen, um dem Patienten die Möglichkeit zu geben, Antworten für sich selbst zu finden. Gegenwärtige Praktiker der Regressionstherapie passen typischerweise Techniken an, um die beste Behandlung für die spezifischen Probleme bereitzustellen.

Einige Therapeuten praktizieren die Rückführung in vergangene Leben, die die Möglichkeit von Erinnerungen an frühere Leben in Betracht zieht. Normalerweise verwenden Regressionstherapeuten diese Therapie jedoch weitgehend, um wichtige Erinnerungen aus den früheren Lebensphasen einer Person zu betrachten.

Wer bietet Regressionstherapie an?

Regressionstherapie ist eine spezielle Art von Therapie, die spezifisches Training und Erfahrung erfordert. Ein Hauptgrundsatz des Ansatzes ist das Konzept der Kernebenen des Bewusstseins. Viele Therapeuten haben einen Hintergrund in der Psychoanalyse. Es wird empfohlen, dass Therapeuten eine gründliche Ausbildung in der Praxis der Hypnotherapie anstreben. Wenn Hypnose, wie jede Behandlungsmethode, ohne die korrekte Vorgehensweise verwendet wird, birgt sie das Potenzial für Schäden. Das *Internationale Gremium für Regressionstherapie* ist ein Leitungsgremium, das die Akkreditierung für Therapieprogramme, die Zertifizierung in Bezug auf die Therapie durch Praktiker und die Fortsetzung der Therapie vorsieht. Die *Earth Association for Regression Therapy* ist eine weitere weltweite Organisation, die Schulungen zu diesem Ansatz anbietet. Viele ihrer anerkannten Experten bieten fortgeschrittene Arbeiten in ihrer Welt an.

WIE KANN DIR REGRESSIONSTHERAPIE HELFEN?

Regressionstherapie wurde erfolgreich bei Personen unterschiedlichen Alters und unterschiedlicher Herkunft eingesetzt. Ein Bereich, in dem einige diese Therapieform für besonders nützlich halten, ist die Behandlung von schweren Traumata. Befürworter der Regressionstherapie glauben, dass ein traumatisches Ereignis oft einen anhaltenden Einfluss auf die Fähigkeit einer Person haben kann, Emotionen auszudrücken und mit anderen Menschen zu interagieren. Sogar dann, wenn sich der Patient möglicherweise nicht an die Details des Traumas erinnert. Eine Regressionstherapie kann dann von Vorteil sein, da sie helfen kann, zu einem Trauma zurückzukehren. Man versteht besser, welche Auswirkungen das Trauma auf das Verhalten und die Entscheidungen haben kann.

Befürworter des Ansatzes glauben, dass Regression sehr effektiv sein kann, wenn Personen eines oder mehrere der folgenden Symptome erfahren:

- Ängste oder Phobien, die keine erkennbare Ursache haben
- Intimitätsprobleme
- Allgemeine Beziehungsprobleme
- Schuld- und Schamgefühle, die scheinbar keine Erklärung haben.

Die Regressionstherapie ist ein kürzerer Behandlungsansatz. Manche Patienten können bereits nach ein oder zwei Sitzungen Ergebnisse genießen.

BEDENKEN UND EINSCHRÄNKUNGEN

Die wissenschaftliche Forschung, die die Wirksamkeit der Regressionstherapie unterstützt, ist begrenzt, und dieser Ansatz ist etwas umstritten. Die Forschung zeigt, dass Hypnosen ein bedeutender Faktor bei der Entwicklung falscher Erinnerungen sein können. Es wurde eine Reihe von Fällen untersucht, in denen Personen durch Regressionstherapie Erinnerungen an Missbrauch oder andere Traumata „aufgedeckt" haben, die sich später als falsch herausstellten. Es wird allgemein empfohlen, dass Therapeuten eine Regressionstherapie so durchführen, dass sie den Patienten durch den Prozess des Wiedererlebens mit offenen Fragen führen. „Was siehst, hörst oder fühlst du?" Anstatt die Person zu führen, indem Sie Fragen stellen, die möglicherweise naheliegend sind oder „Erinnerungen" an ein Ereignis erzeugen, das nicht stattgefunden hat.

Rückführungstherapie in die Vergangenheit ist ein Behandlungsansatz, bei dem die hilfesuchende Person ermutigt wird, die Möglichkeit eines „früheren Lebens" in Betracht zu ziehen. Es hat sich gezeigt, dass es in Fällen, in denen die behandelte Person an die Möglichkeit vergangener Leben glaubt, einen gewissen psychologischen Nutzen hat.

HEILUNG VON DER VERGANGENHEIT UND LEBEN IN DER GEGENWART

Unsere Vergangenheit formt unsere Gegenwart und hilft uns, zu erkennen, wer wir sind und wohin wir gehen. Daher ist es selbstverständlich, unsere bisherigen Erfahrungen als Bezugspunkt für unsere aktuelle Situation zu verwenden. Die Entscheidungen, die wir heute für uns selbst treffen, werden oft von unserer Vergangenheit beeinflusst. Wenn wir gesundes Urteilsvermögen verwenden, um unsere Entscheidungen zu leiten, dann werden vergangene Reue, Fehler und Schmerz als Anhaltspunkt dafür verwendet, was wir in unserem Leben nicht wollen. Für manche wird die Vergangenheit jedoch nicht als Ort der Besinnung, sondern als Bestimmung betrachtet. Diejenigen, die damit kämpfen, vergangene Schmerzen oder Reue loszulassen, können sich in ihrer Situation gefangen fühlen und nicht in der Lage sein, in ihrem Leben voranzukommen. Das Gefühl, nicht loslassen zu können, kann zu einer klinischen Depression, einer posttraumatischen Belastungsstörung (PTSD) oder sogar zum Selbstmord führen.

Was ist ein Trauma?

Traumatische Ereignisse, die sowohl in unserer Jugend als auch im Erwachsenenalter stattfinden, können dauerhafte

Veränderungen in unseren psychologischen und körperlichen Reaktionen auf Stress verursachen. Der Begriff „Trauma" beschreibt jeden unvorhergesehenen Umstand, bei dem das emotionale oder körperliche Wohlbefinden einer Person durch Stress der Vergangenheit bewirkt wird.
Jede Situation kann in ein Trauma münden, obgleich dies die häufigsten Ursachen sind:

- Den Tod miterleben
- Emotionale Vernachlässigung oder Missbrauch
- Körperliche Verletzung
- Naturkatastrophen

Sobald ein traumatisches Ereignis eingetreten ist, ist es normal und gesund, dass eine Person für eine bestimmte Zeit Kummer oder Traurigkeit erfährt. Einige Menschen entwickeln jedoch belastende Symptome, die länger anhalten, als sie sollten. Diese Symptome überwältigen die Fähigkeit einer Person, ein normales und gesundes Leben zu führen. Darüber hinaus scheinen die Symptome im Laufe der Zeit nicht nachzulassen. Dies gibt uns das Gefühl, festzustecken. In Zeiten emotionalen Schmerzes denken wir vielleicht daran zurück, wann wir uns glücklicher fühlten, was uns in der Gegenwart motivieren kann. Wenn wir beispielsweise in der Vergangenheit stolz auf eine persönliche Leistung waren, kann das Nachdenken über unsere vergangenen Erfolge uns dabei helfen, jetzt neue Erfolge zu erzielen. Sich auf unsere vergangenen positiven Erfahrungen zu beziehen, kann eine gesunde Option sein, um Ziele zu setzen oder optimale Gewohnheiten aufzubauen, wenn wir uns auf unsere Zukunft konzentrieren. Während ein wenig Nachdenken gesund sein und die Kreativität fördern kann, kann zu viel Nachdenken oder Grübeln über negative Erfahrungen zu Verwerfungen führen.

Unsere bisherigen Erfahrungen können unsere aktuelle Denkweise und unsere Entscheidungen, wie wir unser Leben interpretieren, beeinflussen. Wenn in unserer Vergangenheit ein Trauma erlebt wurde, kann es sich darauf auswirken, wie wir unsere gegenwärtigen Umstände sehen, oder uns sogar daran hindern, in der Gegenwart zu leben. Wenn wir zum Beispiel von einem geliebten Menschen in einer romantischen oder familiären Beziehung betrogen wurden, können wir die traumatische Erfahrung wiedererleben, während sie sich in unserem Kopf abspielt. Bestimmte Gerüche, Speisen, Orte oder Lieder können das Wiedererleben des Schmerzes „auslösen", was oft dazu führt, dass versucht wird, die aufdringlichen Gedanken und Gefühle wegzuschieben. Dies kann zu weiteren Symptomen führen, darunter soziale Isolation, Misstrauen gegenüber anderen, selbstsabotierendes Verhalten und die Unfähigkeit, unser Leben voranzutreiben (d.h. in der Vergangenheit zu leben).

Warnzeichen für ein Leben in der Vergangenheit:

- Gespräche beziehen sich auf bestimmte Zeiten, bestimmte Personen oder bestimmte Situationen
- Du fühlst dich von der gleichen Art von Menschen angezogen, die dir Schmerzen bereitet hat
- Meinungsverschiedenheiten behandeln vergangene Auseinandersetzungen
- Häufige Langeweile und Frustration
- Ständige Vergleiche mit früheren Situationen

- Frühere Traumata oder schmerzhafte Ereignisse wiederholen sich in deinem Kopf
- Selbstsabotierendes Verhalten
- Beziehungen werden verwendet, um eine Lücke zu füllen oder zu verhindern, dass man mit seinen Gedanken allein ist
- Erwarten, dass etwas Schreckliches passiert und sich ängstlich fühlen oder impulsiv handeln.
- Gefühle des Bedauerns über impulsive Entscheidungen
- Alles-oder-Nichts-Denken über neue Leute und/oder neue Erfahrungen
- Vermeidung von neuen Menschen oder neuen Erfahrungen

Selbstsabotierendes Verhalten

Oft ist das Hauptmerkmal für ein Leben in der Vergangenheit ein Muster des selbstsabotierenden Verhaltens, das das Wiedererleben vergangener, traumatischer Ereignisse verstärkt. Was das Verhalten selbstsabotierend macht, ist, wie es die Person in der Folge negativ beeinflusst. Selbstsabotierendes Verhalten beginnt normalerweise damit, unangenehme Gefühle zu reduzieren oder zu vermeiden. Etwa die, welche wir ertragen, wenn wir etwas Schmerzhaftes wiedererleben. In einem Versuch, aufdringliche Gedanken oder verletzliche Emotionen zu verdrängen, werden Selbstmedikation, Vermeidungsverhalten oder andere ungesunde Verhaltensweisen etabliert. Zum Beispiel führt eine Geschichte des Verlassenwerdens dazu, dass man Partner oder Freunde im Stich lässt – oder auf sie losgeht, wenn man sich emotional verletzlich fühlt. Dieses Muster kann zu einem Teufelskreis führen, der den Vermeidungsschmerz durch selbstsabotierendes Verhalten dauerhaft fortsetzt.

Welche Traumatypen gibt es?

PTSD

Wenn die Angst und der Stress durch ein traumatisches Ereignis chronisch werden, was die Lebensweise einer Person erheblich stört, kann die Person mit PTSD diagnostiziert werden. PTSD tritt auf, wenn die normale psychologische Abwehr des Körpers gegen Stress zu viel wird. Nach dem Trauma gibt es eine auffällige Dysfunktion der normalen Abwehrsysteme und bestimmte Symptome entstehen.

Akute Belastungsstörung

Akute Belastungsstörung hat viele Ähnlichkeiten mit PTSD. Dies wird jedoch diagnostiziert, wenn die Symptome zwischen drei und dreißig Tagen vorhanden sind. Zu den Symptomen einer akuten Belastungsstörung gehören störende Erinnerungen, das Gefühl, losgelöst zu sein, Probleme mit der Konzentration, Vermeidung und eine negative Stimmung. Menschen mit einer akuten Belastungsstörung können auch große Schuldgefühle haben, weil sie das Trauma nicht überwinden oder nicht in der Lage sind, Abstand aufzubauen.

Entwicklungstrauma

Entwicklungstraumata beschreibt eine breite Palette von negativen Ereignissen, die während der Kindheit stattfinden: Missbrauch (sexuell, körperlich oder emotional), Ablehnung, Verrat oder Zeugnis von Gewalt sind typische Beispiele. Personen, die ein Entwicklungstraumata erleben, haben ein erhöhtes Risiko, psychische Erkrankungen wie PTSD zu entwickeln.

Komplexes PTSD

Komplexes PTSD ist ein Begriff, der oft die Ergebnisse zahlreicher Erfahrungen mit Entwicklungstrauma beschreibt. Betroffene haben möglicherweise tief verwurzelte negative Überzeugungen über sich selbst und sogar die Welt. Sie sind es gewohnt, in einem Modus des Überlebens zu sein. Sie schwanken oft zwischen Taubheitsgefühl und intensiven emotionalen Zuständen, die sie von ihren Gefühlen überwältigen lassen. Es ist auch üblich, dass Menschen mit komplexer PTSD glauben, dass niemand sie versteht.

WIE DU VON DEINER VERHANGENHEIT HEILST

Heilung von vergangenen Schmerzen oder traumatischen Erlebnissen geschieht nicht über Nacht. Es ist ein Prozess, der Geduld, Hingabe und die Bereitschaft zur Veränderung erfordert. Menschen sind darauf programmiert, um Vergnügen zu suchen und Schmerzen zu minimieren, was oft selbstsabotierendes Verhalten auslöst, um negative Gefühle zu vermeiden. Wenn wir ein schmerzhaftes Ereignis, wie Verrat oder andere traumatische Erfahrungen erleben, kann es uns zur Selbstsabotage treiben. Wir können in einem „Kampf-oder-Flucht"-Modus leben und ständig befürchten, dass unser Leben noch mehr Schmerz erfährt, der durch unsere Handlungen unbewusst verursacht wird.

Tipps für ein Leben in der Gegenwart

Grenzen setzen

Dies kann für jeden etwas anderes bedeuten, aber der Hauptaspekt besteht darin, sich Zeit zu geben, um zu heilen und in einem eigenen Tempo voranzukommen. Für viele kann das Festlegen von Grenzen darin bestehen, dass sie wählerischer sind, wen sie in ihrem Leben willkommen heißen und wen sie daraus entlassen. Bei Grenzen ist Beständigkeit der Schlüssel, um dabei zu helfen, die Vergangenheit loszulassen und in der Gegenwart zu leben.

Akzeptanz

Die Vergangenheit ist beschlossene Sache. Wir können sie nicht ändern. Und in der Vergangenheit stecken zu bleiben, schadet nur unserem Potenzial in der Gegenwart. Indem wir akzeptieren, dass die Vergangenheit vorbei ist, ermöglichen wir es uns, zu trauern und den Schmerz loszulassen, mit dem wir uns möglicherweise beschäftigt haben - seien wir ehrlich zu uns selbst in jedem Anliegen und nehmen wir uns Zeit.

Achtsamkeit üben

Bei der Praxis der Achtsamkeit geht es darum, uns selbst beizubringen, wie wir in der Gegenwart bleiben und unseren Geist beruhigen können, wenn wir emotionale Auslöser durchmachen. Die Forschung unterstützt den Einsatz von Achtsamkeit als Teil eines umfassenden Programms zur Heilung von Traumata, Depressionen oder PTSD.

Reset-Taste

Wir sind Menschen und das bedeutet, dass wir absolut unvollkommen sind. Daher brauchen alle neuen Fähigkeiten Zeit, um sich zu entwickeln. Sei nett zu dir selbst und bringe Verständnis auf, wenn dir ein Fehler unterläuft. Verwende die Reset-Taste, um eine Pause einzulegen und um einzuschätzen, wo du dich in deiner persönlichen Entwicklung befindest.

Abschalten

Balance ist der Schlüssel, wenn man an der Selbstverbesserung arbeitet. Es geht um Selbstfürsorge. Wenn wir allein sind, können wir uns selbst kennenlernen und uns die Aufmerksamkeit und Liebe schenken, die wir brauchen, um aufzuhören, in der Vergangenheit zu leben.

Woher wissen wir, ob jemand an einem Trauma leidet?

Auch wenn die Symptome und Ursachen eines Traumas unterschiedlich sind, gibt es einige typische Anzeichen eines Traumas. Menschen, die traumatische Ereignisse erlebt haben, wirken typischerweise desorientiert und erschüttert. Sie können auch Schwierigkeiten haben, auf ein Gespräch zu reagieren, da sie oft zurückgezogen oder distanziert wirken, selbst wenn sie sprechen. Ein weiteres deutliches Zeichen für ein Opfer eines Traumas ist Angst. Angst, die durch ein Trauma verursacht wird, kann Probleme wie Reizbarkeit, Nervosität, Stimmungsschwankungen und Konzentrationsschwäche verursachen. Auch, wenn diese Symptome ziemlich häufig auftreten - dies ist nicht generell der Fall. Menschen reagieren auf verschiedene Arten auf ein Trauma.

Manchmal können sogar Freunde und Familienmitglieder nicht sagen, dass ein geliebter Mensch an einem Trauma leidet. Deshalb ist es wichtig, nach einem traumatischen Ereignis mit jemandem zu sprechen, auch wenn er keine Anzeichen einer Störung aufweist. Tatsächlich kann es Tage, Monate und sogar Jahre dauern, bis sich ein Trauma nach dem eigentlichen Ereignis manifestiert.

Emotionale Trauma-Symptome

Ein Trauma manifestiert sich normalerweise durch Emotionen wie Wut, Verleugnung, emotionale Ausbrüche und

Traurigkeit. Trauma-Opfer können ihre Gefühle auf Freunde, Familienmitglieder und andere Quellen projizieren.

Körperliche Symptome eines Traumas

Eine körperliche Manifestation von Traumata ist ebenfalls üblich. Häufige körperliche Anzeichen eines Traumas können Müdigkeit, Lethargie, Unwohlsein, Konzentrationsschwäche und ein erhöhter Herzschlag sein. Das Opfer kann Panikattacken oder Angstzustände erleben. Die körperlichen Symptome eines Traumas können so real sein wie Symptome einer physischen Krankheit oder körperlichen Verletzung.

Was sind die kurz- und langfristigen Auswirkungen von Traumata?

Auswirkungen eines Traumas treten entweder über einen kurzen Zeitraum, mehrere Wochen oder sogar Jahre auf. Es ist entscheidend, alle Auswirkungen von Traumata anzugehen, um Dauerhaftigkeit zu verhindern. Die Chance auf eine erfolgreiche und vollständige Genesung wird durch die Zeit beeinflusst, die für die Behandlung des Traumas benötigt wird. Während kurz- und mittelfristige Auswirkungen ihre Ähnlichkeiten haben können, sind langfristige Auswirkungen oft schwerwiegender.

Kurzfristige Stimmungsschwankungen sind nach einem Trauma zu erwarten, aber es kann zu einer langfristigen Wirkung führen, wenn die Veränderungen länger als ein paar Wochen andauern.

Wie wird ein Trauma diagnostiziert?

Damit ein Trauma diagnostiziert werden kann, müssen nicht alle zuvor erwähnten Symptome auftreten. Tatsächlich erleben die meisten Menschen nicht einmal ansatzweise die gesamte Reihe von Symptomen. Um ein Trauma zu diagnostizieren, führen Ärzte und Experten für psychische Gesundheit normalerweise eine körperliche Untersuchung durch, um festzustellen, ob medizinische Probleme Symptome verursachen können. Hilft das nicht, führen sie eine psychologische Bewertung durch. Dies beinhaltet die Erörterung der Symptome, sowie der Ereignisse, die zu ihnen geführt haben. Experten für psychische Gesundheit untersuchen, wie verschiedene Probleme das tägliche Leben beeinflussen und Verhaltensweisen oder Gewohnheiten negativ oder nachhaltig lenken. Ein Therapeut achtet auf Situationen oder Wörter, die die Symptome der Person auslösen können, zusammen mit anhaltenden Emotionen oder Stimmungen, im Zusammenhang mit Stressreaktionen.

Wie hängen Trauma und gleichzeitig auftretende psychische Erkrankungen zusammen?

Es ist üblich, dass Trauma und PTSD von anderen psychischen Problemen begleitet werden. Einige erhöhen die Wahrscheinlichkeit, dass eine PTSD nach einem traumatischen Ereignis auftritt, während andere eine Folge davon sein können. In einigen Fällen können sie völlig unabhängig voneinander vorkommen. Typische psychische Gesundheitszustände, die mit einem Trauma verbunden sind, umfassen Drogenmissbrauch, Angstzustände, Depressionen und Trauer.

Die Genesung wird schwieriger, wenn ein Trauma durch andere psychische Gesundheitsprobleme erschwert wird. Aus diesem Grund ist es entscheidend, ein Traumabehandlungszentrum oder einen Fachmann zu finden, der sich auf Dualdiagnosen oder gleichzeitig auftretende Erkrankungen spezialisiert hat.

WAS GENAU IST TRAUMABEHANDLUNG?

Der Weg zur Genesung von Traumata ist für jede Person unterschiedlich. Traumabehandlung kann Menschen helfen, ihre Gefühle und Erfahrungen zu verstehen. Um gesunde Bewältigungsfähigkeiten zu lernen, sich mit Unterstützung und anderen Ressourcen zu verbinden und letztendlich an einer traumatischen Erfahrung zu wachsen. Einige der erfolgreichsten Methoden, die in einem Traumabehandlungszentrum angewendet werden, umfassen kognitive Verhaltenstherapie (CBT), sowie Augenbewegungs-Desensibilisierung und -Wiederherstellung (EMDR). Betroffene können auch an Gruppentherapiesitzungen teilnehmen, die ihnen bei der Heilung helfen können, indem sie Fragen ansprechen, die nach einem Trauma auftreten. Die meisten Menschen, die eine Traumabehandlung erhalten, erholen sich erfolgreich. In Fällen, in denen eine Traumabehandlung nicht wirksam ist, liegt dies häufig daran, dass kein personenzentrierter Ansatz verwendet wird. Ebenso können gleichzeitig auftretende psychische Gesundheitsprobleme nicht wirksam angegangen worden sein.

TECHNIKEN DER TRAUMABEHANDLUNG

Es gibt keine Einheitstechnik für die Traumatherapie, aber es ist möglich, die richtige Technik oder Kombination von Methoden für eine Person zu identifizieren. Auch wenn ein Traumabehandlungszentrum eine Vielzahl von Ansätzen verfolgt, verfolgen sie alle das gleiche Ziel - das traumatische Ereignis in das Leben der Person zu integrieren, anstatt es zu entfernen. In einem stationären Traumabehandlungszentrum gehören die folgenden Strategien zu den häufigsten und effektivsten Therapieformen:

Traumafokussierte kognitive Verhaltenstherapie (TF-CBT)
TF-CBT ist ein evidenzbasiertes Behandlungsprogramm, das Einzelpersonen hilft, mit den Folgen einer traumatischen Erfahrung umzugehen. Während CBT wirksame Methoden zur Förderung der Heilung und Behandlung traumabedingter Probleme bietet, verwendet TF-CBT einen traumasensiblen Ansatz und andere erweiterte Methoden. Der TF-CBT-Ansatz ermutigt Betroffene, ihre Gefühle zu besprechen, und soll Menschen, die ein Trauma erlebt haben, helfen, zu lernen, wie man mit schwierigen oder schmerzhaften Gefühlen während der Heilung umgeht.

Augen-Desensibilisierung- und Wiederherstellung (EMDR)
EMDR-Sitzungen folgen einer voreingestellten Abfolge von acht Phasen oder Schritten. Die Behandlung erfordert, dass sich die Person in der Traumatherapie mental auf die traumatische Erfahrung oder den negativen Gedanken konzentriert, während sie die Bewegung eines Fingers oder eines sich bewegenden Lichts vor dem Therapeuten verfolgt. In einigen Fällen werden auch Töne verwendet. Es hilft Menschen, sich von Symptomen im Zusammenhang mit traumatischen Erinnerungen zu heilen, und verbessert Stresssymptome, indem es dazu führt, das Ereignis auf weniger störende Weise zu sehen.

Andere nützliche Techniken der Traumatherapie, die häufig in einem stationären Traumabehandlungszentrum verwendet werden, sind:

Trauma Resilience Model (TRM) - Traumaresilienz
TRM ist eine somatische oder körperbasierte Therapie, die das gestörte Nervensystem von Personen, die an einem Trauma leiden, zurücksetzt. Patienten lernen, wie sie ihre nervösen Reaktionen beobachten können, während sie sich niedergeschlagen, gestresst oder ängstlich fühlen, damit sie in der Lage sind, Ausgeglichenheit zu erlangen.

Achtsamkeitsbasierte kognitive Therapie (MBCT)
MBCT hilft Menschen, ihre negativen Gefühle, Gedanken und Körperempfindungen achtsam zu erkennen und sich mit ihnen in Einklang zu bringen.

Traumalösende Übungen (TRE) Yoga
TRE-Yoga hilft, Stress oder Anspannungen abzubauen, die mit einem Trauma verbunden sind. Tatsächlich bleiben bestimmte Muskeln oft kontrahiert, bis das anfängliche Trauma gelöst ist.

Gruppentherapie
Es gibt viele verschiedene Gruppen für Menschen, die mit Trauma zu tun haben. Sowohl Therapeuten als auch Mentoren können Gruppensitzungen leiten. Einige konzentrieren sich darauf, Unterstützung zu geben, während andere einem erzieherischen Zweck dienen. Die Gruppentherapie ist am effektivsten, wenn sie zusammen mit einer Einzeltherapie durchgeführt wird.

AUS DEM WAHREN LEBEN

Angst und andere Folgen von Kindesmissbrauch
Pat, ein zweiundfünfzigjähriger Mann, beschrieb sich selbst als eine Person, die sehr ängstlich war. Um seine Angst zu

überwinden, suchte er eine Therapie auf. Nachdem er über seine Geschichte gesprochen hatte, entdeckte der Therapeut, dass Pat in seiner Jugend schwer körperlich missbraucht wurde. Pat fand es schwierig, das Thema zu diskutieren. Der drängte seinen Patienten nicht, die Ereignisse noch einmal zu wiederholen, sondern fand einen Weg, dies mit bestimmten Schritten sanft zur Sprache zu bringen.

Wenn das passierte, begann Pat mitunter wütend und aufgebracht zu reagieren. Als er seine Reaktion bemerkte, realisierte er, dass der Missbrauch noch immer Auswirkungen auf ihn hatte. Pats Therapeut empfahl nun die EMDR-Therapie und erklärte deren Funktionsweise ausführlich. Auf Vorschlag des Therapeuten begann Pat nun mit EMDR-Sitzungen, die ihm halfen, den Missbrauch auf eine etwas distanziertere Weise einzugestehen. Sobald Pat offen mit seiner missbräuchlichen Vergangenheit konfrontiert war, begann er damit, sich davon zu erholen. Infolgedessen baute sich auch seine Angst langsam ab, bis sie deutlich kaum noch hervorbrach.

Anpassung an das zivile Leben

Richard ist ein 27-jähriger Mann, der kürzlich im Irak gedient hat, wo er in schwere Gefechte verwickelt war. Er versichert seinem Therapeuten, dass es ihm gut ging, bis eine Woche vor der Sitzung ein Raubüberfall in einem örtlichen Geschäft stattfand, das er besuchte. Plötzlich überwältigten ihn grafische Erinnerungen an seine Zeit im Krieg. Seitdem hat er Albträume darüber, im Kampf zu sein.

Richard ist besorgt und überwältigt von diesen Rückblenden. Er fühlt sich auch schuldig, weil er überlebt hat, während seine beiden Freunde weniger Glück hatten. Darüber hinaus hat er Schuldgefühle, weil er den Raub nicht verhindert hat. Richard hält es für seine Verantwortung, mutig einzuschreiten. Während seiner Therapiesitzungen verspürt Richard eine gewisse Erleichterung, nachdem er über seine Gefühle sprechen konnte. Der Therapeut spricht Richards Schuldgefühl an, indem er ihn dazu bringt, seine Ansichten darüber zu untersuchen. Was bedeutet es, ein Veteran zu sein und woraus resultieren die hohen Erwartungen, die er an sich selbst hat? Durch die Therapie lernt Richard einige Entspannungsübungen, zudem beschließt er, sich einer Veteranen-Gruppentherapie mit anderen anzuschließen, die an ähnlichen Mentalen Problemen leiden.

Ein Jahr nach seinen ersten Therapiesitzungen muss Richard keine Medikamente mehr nehmen und hat neuen Lebensmut schöpfen können - auch, wenn ihn der Krieg noch immer dann und wann einholt.

ERHOLEN SICH BETROFFENE VON EINEM TRAUMA?

Wenn Stress, Angst und andere Probleme nach einem traumatischen Ereignis dein Leben beeinträchtigen, ist es wichtig, so schnell wie möglich einen Arzt oder Psychiater aufzusuchen. Die folgenden Maßnahmen sind auch für die Behandlung von Traumata von Vorteil:

Informiere dich über traumatische Erkrankungen

Mehr über deinen Zustand zu wissen, hilft dabei, zu verstehen, warum du dich so fühlst, wie du es tust. Es wird dadurch nun möglich, effektive Bewältigungsstrategien zu entwickeln.

Vermeide Selbstmedikation

Der Konsum von Drogen oder Alkohol, um Gefühle zu betäuben, ist alles andere als gesund, auch wenn es verlockend erscheinen mag. Darüber hinaus kann dies einer effektiven, professionellen Behandlung im Weg stehen.

Verbringe Zeit mit anderen

Zeit mit Menschen zu verbringen, die sich um dich kümmern und dich unterstützen, hilft dir zu regenerieren, auch wenn du nicht darüber sprichst, was passiert ist. Einfach Zeit mit Menschen zu teilen, die dich lieben, bietet großen Halt.

Finde eine Selbsthilfegruppe

Bitte deinen Therapeuten oder Psychologen, dir dabei zu helfen, eine passende Gruppe zu finden, oder suche online nach einer in der Nähe.

Suche dir Hilfe in einem Trauma-Behandlungszentrum

Auch wenn du die Vorteile der Therapie möglicherweise nicht sofort spürst, kann eine Behandlung in einem stationären Traumabehandlungszentrum wirksam werden. Denke daran, dass viele Menschen eine erfolgreiche Genesung erreichen und das diese Dinge Zeit brauchen. Befolge deinen Traumabehandlungsplan und kommuniziere jederzeit offen mit deinen Therapeuten.

Übe Selbstfürsorge

Selbstfürsorge reduziert Stress. Übe während der gesamten Therapiezeit Selbstliebe, indem du regelmäßig Dinge tust, die sich gut anfühlen. Selbstfürsorge -Maßnahmen können einfach durchgeführt werden und müssen nichts kosten. Ein Entspannungsbad kann bereits Wunder bewirken. Nimm dir Zeit und tue dir etwas Gutes für Körper und Geist.

Lege Pausen ein

Während der Therapie bist du möglicherweise müder und erschöpfter als üblich. Die Regeneration von einer traumatischen Erkrankung verzehrt viel Energie. Der beste Weg, mit reduzierter Energie in dieser Zeit umzugehen, sei es körperlich oder geistig, ist, Vorsicht und Ruhe walten zu lassen. Wenn du Pausen einlegst, wird dies dazu beitragen, deine Energie aufrechtzuerhalten und Erschöpfungssymptome zu vermeiden.

Sei kreativ

Schließlich ist Spaß ein großartiges Heilmittel. Kreativ zu werden, könnte für dich bedeuten, Musik zu machen oder ihr einfach nur zu lauschen. Es könnte bedeuten, Gedichte zu schreiben, Tagebuch zu führen oder einen Roman zu lesen. Es hat sich gezeigt, dass es die physiologischen und psychologischen Ergebnisse bei Betroffenen verbessert, wenn Sie Ihr Gehirn in kreative und künstlerische Bemühungen einbeziehen.

SELSTHYPNOSE

Bist du jemals komplett in einen Roman eingetaucht? Oder warst du so in einen Film vertieft, dass die Zeit wie im Flug verging? Wenn dies der Fall ist, wurdest du möglicherweise einer verbreiteten Art von Hypnose unterzogen, die von vielen Experten als „Alltags-Trance“ bezeichnet wird. Hypnose ist ein natürlicher Zustand, in den wir tagsüber viele Male eintreten – immer dann, wenn wir uns intensiv auf etwas konzentrieren. Die Fähigkeit, sich nach Belieben auf alles zu konzentrieren, ist eine wertvolle Fähigkeit und bildet die Grundlage für eine Selbsthypnose. Dieses Kapitel behandelt die Anwendung der Selbsthypnose sowie einige der Vorteile, die sich daraus ergeben.

Was ist Selbsthypnose?

Selbsthypnose bedeutet, dass du dich stark konzentrierst und in eine Erfahrung eintauchst, während du dir selbst positive Suggestionen unterbreitest, wie du deine Ziele erreichen kannst. Selbsthypnose ist eine individuelle Praxis, du arbeitest nicht mit einem Therapeuten zusammen. Sie kann eine wirkungsvolle Methode sein, da du lernst, deine Gedanken und Reaktionen zu kontrollieren. Gleichzeitig kannst du die körperlichen und emotionalen Vorteile der Entspannung genießen, die typisch für Selbsthypnose-Techniken sind.

Was kann eine Person mit Selbsthypnose erreichen?

Was können Menschen erreichen, wenn sie in der „richtigen" Geisteshaltung sind? Wenn Menschen konzentriert und motiviert sind, um ein Ziel zu erreichen, und ihre Fähigkeiten am effektivsten einsetzen, sind sie auf dem Höhepunkt ihrer persönlichen Leistungsfähigkeit. Verwende diese Kraft, um neue Fähigkeiten zu erlernen, sportliche Leistungen zu erbringen, kreativer zu sein, Schmerzen zu ertragen und dem Unbekannten mit größerer Zuversicht zu begegnen. Selbsthypnose ist ein Mittel, um zu lernen, sich auf sich selbst zu konzentrieren, sich zu motivieren, selbstbewusster zu sein und das Beste aus allen angeborenen Fähigkeiten zu machen. Bei Selbsthypnose dreht sich alles um die Entwicklung und Verwendung deines Fokus auf zielgerichtete Weise.

Ist Selbsthypnose dasselbe wie Meditation?

Selbsthypnose ist der Meditation sehr ähnlich, da beide beinhalten, in einen ruhigen und entspannten Zustand einzutreten. Der Hauptunterschied besteht darin, dass Menschen, die Selbsthypnose praktizieren, dazu neigen, ein bestimmtes Ziel vor Augen zu haben – etwas, das sie und ihre Lebensqualität in gewisser Weise verbessern wird. In einer typischen Meditationspraxis gibt es kein bestimmtes Ziel, nur eine einfache Akzeptanz dessen, wohin der Geist ohne Urteil oder Absicht geht. Sowohl Meditation als auch Selbsthypnose haben das Potenzial, die körperliche und geistige Gesundheit auf parallele Weise zu fördern.

WIE DU DICH SELBST HYPNOTISIERST

Die Schritte zur Selbsthypnose sind unten aufgeführt. Hypnose ist absolut sicher und du behältst die ganze Zeit über die volle Kontrolle - dies ist schließlich ausschließlich deine Erfahrung. Zähle einfach bis fünf und weise dich selbst an, die Hypnosesitzung zu beenden. Wir werden jeden der erforderlichen Schritte nun genau durchgehen.

- Suche dir einen bequemen Ort zum Entspannen und mache es dir bequem
- Entspanne dich mit hypnotischer Induktion (z. B. durch progressive Muskelentspannung)
- Suggeriere dir etwas
- Kehre zu deiner gewohnten Wachsamkeit zurück

1. Finde einen bequemen Ort

Stelle zunächst sicher, dass du dich körperlich wohl fühlst, da dies Grundvoraussetzung für einen entspannten Zustand ist. Setze dich mit ungekreuzten Beinen und Füßen auf einen weichen Stuhl. Du kannst dich auch hinlegen, obwohl diese Methode dazu führen kann, dass du einschläfst. Trage lockere Kleidung und vermeide es, große Mahlzeiten zu essen, damit du dich nicht aufgebläht und unwohl fühlst. Stelle sicher, dass du für die Dauer deiner Sitzung nicht unterbrochen wirst.

2. Entspanne dich mit hypnotischer Induktion

Betrete nun den hypnotischen Zustand mit einer gängigen Technik, die als progressive Muskelentspannung bekannt ist. Konzentriere dich dabei auf alle Spannungen, die in Teilen des Körpers vorliegen und lösen Sie diese nach und nach. Beginne mit deinen Händen und Armen, über deinen Rücken, Schultern und Nacken. Konzentriere dich dann auf deinen Bauch und deine Brust, gefolgt von deinen Beinen und Füßen. Stelle dir vor, wie sich die Spannung auflöst und verflüchtigt oder spanne deine Muskeln langsam an, bevor du wieder entspannst. Das Gefühl tiefer, angenehmer und bequemer Entspannung ist ein ausgezeichneter Ausgangspunkt, um mit der Selbsthypnose zu beginnen.

3. Suggeriere dir etwas

Im fokussierten und entspannten Zustand der Hypnose können wir uns intensiver und effektiver mit den Anregungen befassen, die wir uns selbst zur Selbstverbesserung geben möchten. Dies können einfache, aber klare Aussagen sein. Wir erzählen uns selbst, was wir anders machen könnten oder wie wir in einer herausfordernden Situation anders reagieren. Diese „Posthypnotischen Suggestionen" (d. h. Vorschläge, die wirksam werden können, nachdem deine Selbsthypnose beendet ist) können dabei helfen, deine Ziele wirksam anzugehen. Einige häufige Beispiele für Ziele, die in der Selbsthypnose angesprochen werden, sind:

- Stärkung des Selbstvertrauens und Selbstwertgefühls
- Angst überwinden
- Aufhören zu rauchen
- Sucht überwinden
- Ängste und Phobien abbauen
- Visualisieren eines Ziels oder einer Aktion
- Besser schlafen

Dies ist eine kurze Liste, aber Suggestionen können sich auf jeden Bereich deines Lebens konzentrieren, indem du hoffst, eine mentale Veränderung einzuleiten. Beispiele für posthypnotische Suggestionen in Form von Affirmationen, ein üblicher Selbsthypnose-Ansatz, sind:

- Ich akzeptiere mich so, wie ich bin.
- Ich esse drei gesunde Mahlzeiten am Tag.
- Ich bin selbstbewusst und durchsetzungsfähig, wenn ich mit anderen spreche.
- Ich fühle mich ruhig, selbstbewusst und entspannt.
- Es fällt mir leicht, mit dem Rauchen aufzuhören.

4. Kehre zu deiner gewohnten Wachsamkeit zurück
Nachdem du dich auf deine Suggestionen fokussiert hast, kannst du nun bis fünf zählen, während du dir sagst, dass du dir deiner Umgebung bewusst wirst. Bei fünf öffnest du deine Augen, streckst deine Arme und Beine aus und fährst mit deinem Tag fort.

TIPPS FÜR HYPNOTISCHE SUGGESTIONEN

Während du mit Schritt 3 beschäftigt bist und dir etwas suggerierst, beachte die folgenden Hinweise:

- **Spreche mit Überzeugung:** Stelle dir vor, dass die Worte sanft, aber mit Entschlossenheit gesprochen werden, und denke daran, dass der Ton beruhigend, selbstbewusst und positiv ist.

- **Spreche im Präsens.** „Ich bin zuversichtlich“ wird effektiver sein als „Ich werde zuversichtlich sein“, da die Gegenwartsform konkreter ist.

- **Suggeriere auf positive Weise:** „Ich bin beruhigt“ ist besser als „Ich bin nicht gestresst“. Spreche darüber, was du willst, nicht darüber, was du nicht willst.

- **Realistische Suggestionen:** Vermeide zu ehrgeizige Vorschläge wie „Ich werde schnell viel Gewicht verlieren.“ Konzentriere dich stattdessen auf kleinere und spezifischere Ziele wie „Ich werde mehr Gemüse essen und mehr Sport treiben.“

- **Wiederhole die Suggestionen:** Dinge verfestigen und automatisieren sich nur durch wiederholte Anwendung.

Nutze deine Vorstellungskraft für konkrete Tätigkeiten
Das Hinzufügen von bildhafter Vorstellung zu den posthypnotischen Suggestionen kann die Hypnose verbessern. Du kannst auch Geschmacks-, Tast- und Geruchssinn einsetzen. Um beispielsweise Angst zu überwinden, kannst du dir Folgendes vorstellen:

- Du sitzt an einem Ort, der dir ein Gefühl der Ruhe vermittelt, z. B. an einem warmen Tag am Strand.

- Einen Heißluftballon zu sehen und deine Sorgen in den Korb legen, dann zusehen, wie sie davonfliegen.

- Ein überwuchertes Gestrüpp beseitigen und sich dabei robuster und kontrollierter fühlen.

Das Hinzufügen von Aktionsschritten – was du konkret anders machen wirst, um Dinge zu verbessern – ist ebenfalls hilfreich für eine erfolgreiche Selbsthypnose.

Selbsthypnose oder klassische Hypnose?

Selbsthypnose hat viele Vorteile. Sie ist jederzeit und überall praktizierbar und mit etwas Übung kannst du dich sehr schnell in einen Zustand konzentrierter Entspannung bringen.

Sie kann jedoch schwierig zu erlernen sein, insbesondere die Fähigkeit, sich zu entspannen und den Geist zu fokussieren, während man sich selbst Anweisungen gibt. Aus diesem Grund entscheiden sich viele Menschen für eine klassische Hypnotherapie. Diese beschreibt einfach die Anwendung von Hypnosen als Therapie, um Schmerzen, Angst oder Schlaflosigkeit zu lindern. Eine geschulte Hypnotherapie führt dich durch einen ähnlichen Prozess wie oben beschrieben und gibt positive Vorschläge, um Sorgen und Bedenken loszuwerden.

Eine dritte Option ist die Verwendung von Hypnotherapie-Apps. Diese Apps kombinieren das Beste aus beiden Konzepten. Sie sind kostengünstiger als klassische Hypnotherapie und können bei Bedarf (überall und jederzeit) durchgeführt werden, werden jedoch von echten Hypnotherapeuten erstellt und basieren auf klinischen Studien.

Selbsthypnose in der Medizin

Es gibt bemerkenswerte Beispiele, die zeigen, wie effektiv Selbsthypnose sein kann. Nehmen wir nur den dokumentierten Fall von Victor Rausch (1980), einem Zahnarzt, der Erfahrung mit hypnotischen Verfahren hatte. Als eine Operation zur Entfernung seiner Gallenblase erforderlich war, verwendete Rausch Selbsthypnose als seine einzige Betäubung.

In jüngerer Zeit hat die Wissenschaft gezeigt, dass das Training in Selbsthypnose den Patienten helfen kann, eine Reihe von Zuständen zu überwinden. Dazu gehören:

- Angst: Patienten, die sich einer Herzoperation unterzogen haben, zeigten nach dem Erlernen von Selbsthypnosetechniken ein geringeres Maß an Depression und Müdigkeit. Eine Studie an krebskranken Kindern zeigte weniger Angst und Verhaltensstörungen im Zusammenhang mit Operationen, nachdem sie Selbsthypnose gelernt hatten.

- Schmerzen: Patienten mit Multipler Sklerose (MS) berichteten über geringere chronische Schmerzen, nachdem sie die Techniken der Selbsthypnose erlernt hatten, als diejenigen, die dies nicht taten. Darüber hinaus zeigte eine Studie bei Kindern, dass funktionelle Bauchschmerzen innerhalb von drei Wochen nach einer einzigen Sitzung mit Selbsthypnosen verschwanden.

- Spannungskopfschmerzen: Bei Kindern und Jugendlichen reduziert Selbsthypnosetraining die Häufigkeit von Spannungskopfschmerzen. Eine andere Studie bei Erwachsenen zeigte eine langfristige Verringerung der Kopfschmerzen durch Selbsthypnosen.

- Chronische Atemnot: Bei Erwachsenen mit Atemschwierigkeiten im Ruhezustand löste ein einziges Training in Selbsthypnose die Symptome bei dreizehn von sechzehn Patienten innerhalb eines Monats.

- Reizdarmsyndrom: Es hat sich gezeigt, dass Patienten mit IBS in der Lage sind, IBS-Symptome so stark zu lindern, wie bei der Low-FODMAP-Diät.

Tipps zur effektiveren Selbsthypnose

- Habe stets ein Ziel vor Augen: Bevor du mit der Selbsthypnose beginnen kannst, stelle sicher, dass du ein klares Ziel vor Augen hast (z. B. Stress abbauen). Dadurch wird gewährleistet, dass jede Sitzung konzentriert und produktiv ist.

- Plane Zeit für Selbsthypnose ein: Der schwierigste Teil der Selbsthypnose kann der Anfang sein. Es kann am besten funktionieren, sich jeden Tag eine bestimmte Zeit für die Selbsthypnose zu nehmen und dies verbindlich einzuplanen. Selbsthypnose kann tagsüber oder nachts durchgeführt werden, bevor du zu Bett gehst.

- Bleibe am Ball: Wie beim Fahrradfahren braucht es Zeit, um Selbsthypnosen zu lernen. Mit Übung und Anleitung wirst du lernen, schneller in einen Trancezustand zu gelangen. Du wirst zudem eine breitere Palette von hypnotischen Suggestionen lernen, um das Ergebnis zu verbessern.

VORBEREITUNG FÜR DIE HYPNOSE

Ziehe dir etwas Bequemes an

Es ist ziemlich schwer, in einen tiefen, entspannten Zustand zu gelangen, wenn dir ein enger Bund zu schaffen macht. Du darfst also getrost Joggingklamotten überziehen. Wir wollen absolut nichts, was uns ablenkt. Stelle sicher, dass die Temperatur angenehm ist. Halte eine Decke oder einen Pullover bereit, falls dir das bei der Entspannung behilflich ist.

Gehe in einen ruhigen Raum und mache es dir bequem.
Obwohl manche Menschen es vorziehen, sich hinzulegen, schlafen sie vermutlich ein, wenn sie auf dem Rücken liegen. Ob du sitzt oder liegst - stelle sicher, dass deine Beine nicht über Kreuz liegen. Du wirst in dieser Position eine Weile verharren und es soll gleichmäßig bequem sein.

Stelle sicher, dass du nicht gestört wirst
Keine Selbsthypnose ist wirksam, wenn sie durch einen Anruf, ein Haustier oder ein Kind unterbrochen wird. Schalte dein Handy aus, schließe die Tür und schotte dich ab. Dies ist deine Zeit.

Wie viel Zeit du dafür aufwenden möchtest, bleibt dir überlassen. Die meisten ziehen es vor, fünfzehn oder zwanzig Minuten im hypnotischen Zustand zu bleiben, aber du solltest auch Zeit einplanen, um in den gewünschten Zustand hinein und wieder herauszukommen.

Erörtere deine Hypnoseziele
Machst du es nur, um dich zu entspannen? Zur Selbstverbesserung? Um dein Gehirn zu trainieren? Wenn dir ein Ziel vorschwebt (Gewichtsverlust, Zigarettenfrei usw.), bereite eine Liste mit Affirmationen vor. Selbsthypnose kann zur Entspannung verwendet werden, klar, aber es kann dein Leben auch auf ganz konkrete Weise ändern. Viele nutzen es, um spezifische Ziele zu erreichen, ihre Denkweise zu ändern oder als Mittel zur allgemeinen Motivation. Hier sind einige Beispiele für Affirmationen aufgeführt:

- Angenommen, du willst eine schlechte Angewohnheit aufgeben, dann musst du konkret auf den Punkt kommen. Denke nach dem Motto: „Ich habe mich entschieden, nicht mehr zu rauchen. Zigaretten haben für mich keinen Reiz."
- Wenn du positiver denken möchtest, dann ziele auf etwas ab wie: „Ich kann alles, was ich mir vorstelle. Ich habe die Kontrolle und ich bin es mir wert."
- Wenn du ein bestimmtes Ziel erreichen möchtest, wie z. B. eine Gewichtsabnahme, spreche im Präsens: „Ich ernähre mich gesund. Ich verliere mein Übergewicht. Meine Kleidung fühlt sich besser an und ich fühle mich besser."

Dies sind konkrete Aussagen, während du unter Hypnose stehst. Auch hier liegt es an dir, inwiefern du diese Variationen anwendest, aber viele finden dies lebensbejahend und hochwirksam.

EINTRITT IN DIE HYPNOSE

Schließe deine Augen und konzentriere dich darauf, jegliche Angst, Anspannung oder Angst aus deinen Gedanken zu entfernen. Vielleicht fällt es anfänglich schwer, nicht nachzudenken. Versuche nicht, zu verdrängen, wenn dies passiert. Beobachte dies objektiv, bevor du loslässt. Alternativ konzentrieren sich manche Leute gerne auf einen bestimmten Punkt an der Wand. Dies kann ein Fleck, eine Ecke oder einfach eine beliebige Markierung sein. Konzentriere auf deine Augenlider, während du das Motiv betrachtest. Erinnere dich daran, dass sie schwerer und schwerer werden, und wenn du sie nicht länger offen halten kannst, schließe sie.

Erkenne die Spannung in deinem Körper.
Beginne mit den Zehen und stelle dir vor, wie die Anspannung langsam von deinem Körper abfällt und verschwindet. Stelle dir vor, dass sich jedes Körperteil einzeln und schrittweise entspannt. Spüre, wie jeder Teil deines Körpers leichter und leichter wird, wenn die Spannung weniger wird.

Entspanne Zehen, dann die Füße. Fahre mit den Waden, Oberschenkeln, Hüften, dem Bauch usw. fort, bis du völlig entspannt bist, einschließlich deines Gesichts und Kopfes. Die Verwendung von bildlichen Vorstelllungen von etwas, das du beruhigend findest, wie Wasser (fühle, wie das Wasser über deine Füße und Knöchel strömt und sie von Verspannungen löst), kann ebenfalls effektiv sein.

Atme langsam und tief durch.
Wenn du ausatmest, betrachte Anspannung und Negativität, wie sie in einer dunklen Wolke zurückbleibt. Wenn du einatmest, nimmst du frische Kraft, voller Leben und Energie, auf.

An dieser Stelle kannst du die Visualisierung nach Belieben verwenden. Denke etwa an eine Zitrone und schneide sie in Gedanken in zwei Hälften. Stelle dir vor, die Säfte laufen über deine Finger und stecke sie in den Mund. Wie ist deine Reaktion? Wie fühlt es sich an, schmeckt und riecht es? Gehe dann zu sinnvolleren Visionen über. Stelle dir vor, deine Rechnungen würden in einer Brise davon geweht. Mache dies so detailliert wie möglich. Denke immer an deine fünf Sinne und schätze die Tatsache, dass du jetzt extrem entspannt bist - mit dir auch alle deine Sinne. Stelle dir vor, du befindest dich oben auf einer Reihe von zehn Stufen, ab der fünften Stufe geht es ins Wasser hinab. Stelle dir jedes Detail dieser Szene von oben nach unten vor. Sage dir selbst, dass du die Stufen hinabsteigen wirst, indem du jede Stufe nach unten zählst und bei zehn damit anfängst. Stellen dir jede Zahl vor. Stelle dir vor, dass jede Zahl, die du herunterzählst, einer Stufe hinab entspricht. Nach jeder Zahl wirst du weiter in tiefe Entspannung abdriften. Stelle dir bei jedem Schritt vor, wie sich der Schritt unter deinen Füßen anfühlt. Sobald du beim fünften Schritt angelangt bist, spürst du die erfrischende Kühle des Wassers und sagst dir, dass du eine Oase der Reinheit und Frische betrittst. Wenn du beginnst, die letzten fünf Stufen hinabzusteigen, spürst du, wie das Wasser an deinem Körper immer höher und höher hinaufsteigt. Vielleicht spürst du nun eine leichte Taubheit und dein Herz wird beginnen, ein wenig zu rasen, lasse alle Bedenken über die Situation ins Wasser abdriften.

Als Nächstes wirst du ein Gefühl des Schwebens und der Leichtigkeit spüren.

An diesem Punkt, am Grund des Wassers, spürst du nur noch das Gefühl, frei zu schweben. Vielleicht ist dir gar, als würdest du dich drehen. Falls du dich nicht wie oben beschrieben fühlst, versuche es erneut, langsamer und mit dem Willen, zu begreifen, was passiert. Sobald du diesen Zustand erreicht hast, solltest du fortfahren, deine Probleme anzugehen und entscheiden, wohin dich dein Weg führen soll.

Beginne nun damit zu erzählen, was du tust. Spreche im Präsens und im Futur intensiv mit dir selbst – als ob von einer Seite lesen würdest.

Beginne nun, dir drei Kisten unter Wasser vorzustellen, zu denen du schwimmen musst, um sie zu erreichen. Sobald du sie erreicht hast, öffne sie langsam, eine nach der anderen, und erzähle dir selbst, was passiert, wenn du die Kiste öffnest (z. B. „Beim Öffnen spüre ich ein strahlendes Licht, das ein Teil von mir wird. Dieses Licht ist das neu gefundene Selbstvertrauen, das ich niemals verlieren kann, da es jetzt ein Teil von mir ist). Fahre dann mit der nächsten Kiste fort.

Auch hier sollten wir Aussagen mit negativem Beigeschmack vermeiden, wie z. B. „Ich möchte nicht müde und gereizt sein." Sagen wir stattdessen: „Ich werde ruhig und entspannt." Beispiele für positive Aussagen sind: „Ich bin stark und schlank", „Ich bin erfolgreich und positiv" und, wenn wir Schmerzen haben, „Mein Rücken beginnt, sich fantastisch anzufühlen."

Wiederhole die Aussage(n), so oft du möchtest.
Wir fühlen uns nun frei, durch das Wasser zu gleiten, stellen uns vor, wie wir Kisten öffnen, Schätze finden (in Form von Selbstvertrauen, Geld usw.), oder einfach alle Anspannungen abbauen. Finden wir Bereiche, in denen das Wasser kalt, heiß oder voller Lebewesen ist. Lassen wir unserer Fantasie freien Lauf!

Mache dich nun bereit, deinen hypnotischen Zustand zu verlassen.

Fühle mit jedem Schritt, den du gehst, wie das Wasser an dir herabgleitet, bis du wieder den fünften Schritt erreicht hast. Sobald du aus dem Wasser bist und dich auf der sechsten Stufe befindest, kannst du damit beginnen, dich schwer zu fühlen – als ob ein Gewicht auf deiner Brust lastet. Warte einfach auf den Schritt, an dem dieses Gefühl verschwindet, und wiederhole deine vorherigen Aussagen.

Sobald es sich gelöst hat, gehe weiter die Stufen hinauf, sehe dir jede Stufe anhand ihrer Nummer an und spüre die Stufen unter dir. Wende deinen Willen auf, die Stufen heraufzusteigen.

Fürs Protokoll, diese Wasservisualisierung ist nicht deine einzige Option. Falls dir ein anderes Szenario einfällt, das du bevorzugst, probiere es! Es ist genauso gut, wenn nicht sogar besser, da es auf dich abgestimmt ist.

Sobald du emporgestiegen bist, gebe dir einen Moment der Zeit, bevor du deine Augen öffnest.

Vielleicht willst du dir auch vorstellen, wie du eine Tür zur Außenwelt öffnest. Tue dies langsam und stelle dir das Licht vor, das durch die Tür hereinströmt. Dies sollte deine Augen natürlich öffnen. Zähle bei Bedarf von zehn herunter und sage dir, dass sich deine Augen öffnen werden, wenn du bei 0 angelangt bist.

Lasse dir Zeit zum Aufstehen. Sage dir dann „hellwach, hellwach“ oder etwas, an das du gewöhnt bist, um aufzuwachen. Dies wird deinen Geist in den bewussten Zustand zurückversetzen und dich zurück in die Realität bringen.

VERBESSERE DEINE ERFAHRUNGEN

Meine es ernst!

Keine Selbsthypnose oder Mantra wird sich im wirklichen Leben manifestieren, wenn du es nicht vollkommen ernst meinst. Damit dies effektiv ist, musst du an dich selbst und deine Handlungen glauben. Weshalb? Es funktioniert nur, wenn du vollständig dahinterstehst. Wenn das erste Mal nicht effektiv erscheint, schreibe es nicht automatisch ab. Manche Dinge brauchen Zeit, um sich daran zu gewöhnen und gut darin zu werden. Erinnere dich in ein paar Tagen an diese Erfahrung und daran, wie du dich dabei gefühlt hast. Rückblickend könntest du überrascht sein!

Öffne deinen Geist. Du musst glauben, dass es eine Möglichkeit gibt, dass dies funktioniert, damit es auch funktioniert. Jegliche Skepsis deinerseits wird deine Fortschritte behindern.

Teste dich körperlich

Wenn du Beweise brauchst, dass du in Trance befindlich bist, kannst du spezielle Übungen ausführen! Alles, was in deinem gefühlt werden kann, kann geeignet sein. Probieren doch etwas hiervon aus:

- Verschränke deine Finger. Halte sie während der gesamten Trance zusammen und sage dir, dass sie aneinander haften – fast so, als ob sie mit Klebstoff bedeckt wären. Versuche dann, sie auseinander zu nehmen. Was stellst du fest?!

- Denke an einen Arm, der schwerer und schwerer wird. Du musst dich nicht bewusst für einen entscheiden, dein Gehirn wird dies übernehmen. Stelle dir ein Buch darauf vor und halte es fest. Versuche dann, den Arm anzuheben, was spürst du?

Situationen visualisieren

Worauf auch immer du hinarbeitest, sei es Selbstvertrauen, Gewichtsverlust oder positives Denken. Visualisiere die

Situation - wie du reagierst oder wie du sein möchtest, falls du abnehmen möchtest. Stelle dir vor, wie du mit Leichtigkeit in deine Skinny Jeans schlüpfst, dich im Spiegel bestaunst und deinen schönen Körper bewunderst. Allein der Endorphinschub wird es wert sein!

Viele verwenden Hypnose, um bestimmte Probleme, wie Schüchternheit zu überwinden. Sich einfach vorzustellen, wie man mit erhobenem Kopf durch die Welt geht, lächelt und Kontakt herstellt, kann der erste Schritt zu einem extrovertierteren Selbst sein. Verwende äußere Reize, um dies zu unterstützen. Manche Menschen mögen Musik, um einen hypnotischen Zustand zu erreichen. Es gibt eine Reihe von Hypnose-Tracks, die online verfügbar sind und nur für diesen Zweck gedacht sind. Wenn eine bestimmte Szene – Wasser, Regen usw. – dazu beiträgt, sorge dafür, dass du darauf Zugriff hast, wenn nötig! Timer können ebenfalls hilfreich sein. Einige finden, dass es schwierig ist, aus der Trance herauszukommen, und sie verlieren das Zeitgefühl. Wenn du nicht versehentlich stundenlang hypnotisiert werden möchtest, lasse dich wecken. Stelle jedoch sicher, dass der Weckton nicht zu aufdringlich ist.

Finde ein Ziel, das du erreichen willst, und konzentriere dich in entspanntem Zustand darauf. Denke an die Person, die du sein willst, und sei diese Person. Viele Menschen stellen fest, dass sie danach positiver und zielstrebiger aus der Sache hervorgehen. Nutze diese Möglichkeit! Es gibt keinen falschen Weg, dies zu tun. Ob es darum geht, eine schlechte Angewohnheit abzulegen, sich auf das Arbeitsleben zu konzentrieren oder einfach nur das Denken zu ändern - Hypnosen können dir dabei helfen. Die Stressfaktoren in deinem Leben loszuwerden, ist ein wesentlicher Bestandteil davon, die Person zu sein, die du werden willst. Je öfter du Hypnose anwendest, desto besser und natürlicher wird es sich anfühlen.

TIPPS

1. Einige finden, dass die Vorstellung, sich in eine friedliche, natürliche Umgebung hineinzudenken, den Geist ausreichend entspannen wird, bevor man abwärts zählt. Du kannst dir vorstellen, durch einen Wald zu wandern, die Bäume zu riechen und den Wind zu hören. Alternativ kannst du dir vorstellen, am Meeresufer entlangzugehen und den Sand unter deinen Füßen zu spüren, das Wasser, das gegen deinen Knöchel strömt und die Geräusche der Brandung.

2. Sei dir im Klaren darüber, dass du während einer Hypnose nie die Kontrolle verlierst.

3. Habe eine Vorstellung davon, wie du Suggestionen präsentierst, bevor du dich hinlegst und entspannst. Andernfalls kann dein Zustand unterbrochen werden.

4. Eine andere Möglichkeit, deine Muskeln zu entspannen, besteht darin, sie körperlich anzuspannen und zehn Sekunden lang angespannt zu halten, bevor du sie löst.

5. Schreibe deine Suggestionen nieder, bevor die Induktion durchgeführt wird. Eine visuelle Liste ist manchmal leichter zu merken, als bloße Gedanken.

6. Zwinge dich nicht und denke nicht darüber nach und es wird dir viel einfacher fallen. Außerdem ist dies eine gute Möglichkeit, um einzuschlafen.

7. Denke daran, dass Hypnose natürlich ist, also sollte es nicht mit irgendwelchen religiösen oder spirituellen Überzeugungen interferieren.

8. Niemand kann dich gegen deinen Willen hypnotisieren. Du kannst dich nicht einmal selbst hypnotisieren, es sei denn, du fokussierst dich darauf.

9. Wenn du nicht einschlafen kannst, nachdem du von zehn heruntergezählt hast, erlaube deinem Geist, in diesem angenehm entspannten Zustand zu bleiben und halte deine Augen geschlossen.

10. Versuche nicht, dich in einen hypnotischen Zustand zu versetzen, während du fährst oder schwere Maschinen bedienst.

11. Mach dir keine Sorgen. Sie kannst nicht in Trance stecken bleiben. Hypnose ist natürlich und du kannst sie problemlos verlassen.

12. Falls du Schwierigkeiten hast, suche einen Hypnosetherapeuten auf oder kaufe eine professionelle Tonaufnahme, um in einen hypnotischen Zustand zu gelangen.

Selbsthypnose ist ein mächtiges Werkzeug, um deinen Geist zu verbessern und eine sehr sichere Technik, die das Selbstwertgefühl und das Selbstvertrauen, die Durchsetzungskraft und die Entspannung steigern kann. Selbsthypnose hilft speziell in schwierigen Phasen, um die Symptome von Erkrankungen wie Reizdarmsyndrom, Angstzuständen, Schmerzen und Kopfschmerzen zu verbessern.

Materialism

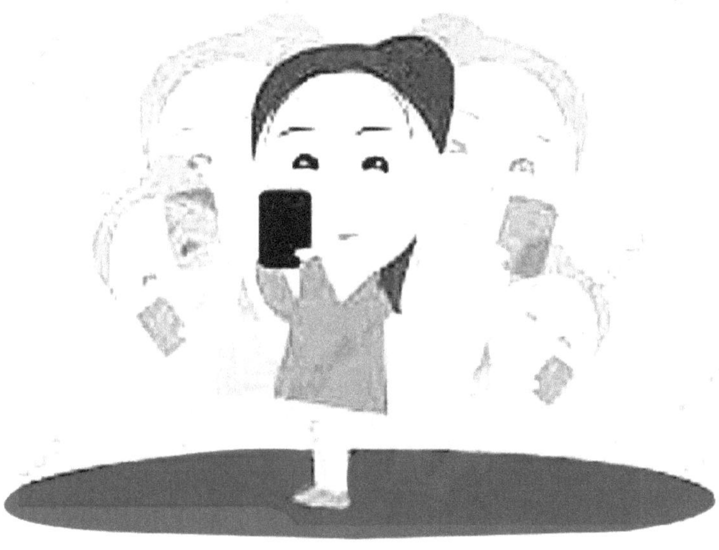

AUS DEM WAHREN LEBEN

Mein guter Freund Mark erzählte mir die folgende Geschichte: Ich erinnere mich an das erste Mal, als ich viel zu viel gegessen habe. Ich war gerade mal acht Jahre alt und habe mich an einem Buffet vollgestopft. Nach dem Essen bekam ich sofort ein Gefühl der Ruhe und des Trostes. Mein Leben war hektisch. Bei meinem Vater wurde gerade Krebs diagnostiziert, meine Mutter musste anfangen zu arbeiten und meine ganze Welt stand kopf. Ich fing an, immer mehr in mich hineinzustopfen. Mein übermäßiges Essen ging schließlich in ausgewachsene Sucht über. Etwa mit zwölf Jahren begann ich, rasant an Gewicht zuzunehmen. Mit zwanzig wog ich 118 Kilogramm.

Ich war unglücklich. Als die Größe meiner Teile weiterhin außer Kontrolle geriet, wusste ich, dass ich etwas tun musste, um mein zwanghaftes Essen unter Kontrolle zu bekommen. Ich denke, das war der Tiefpunkt. Ich begann mit einem beliebten Low-Carb-Plan und nahm außergewöhnlich schnell ab.

Leider habe ich fast ein Jahrzehnt meines Lebens auf der Waage verschwendet. Egal wie sehr ich mich bemüht habe, ich bekam mein Essen nie dauerhaft unter Kontrolle. Ich habe so oft Diäten gemacht, dass ich zu jeder Zeit vier verschiedene Kleidergrößen in meiner Garderobe hatte. Eine

Achterbahnfahrt, die ich meinem schlimmsten Feind nicht wünschen würde. Mein Streben, dünn zu sein, führte mich schließlich auf einen dunklen Pfad, um alles zu versuchen, um die Gewichtszunahme zu stoppen. Mit Mitte Zwanzig steckte ich in einer schweren Essstörung. Ich habe entweder gefressen, Diät gehalten oder etwas Ungesundes getan, um eine Essattacke zu vermeiden. Es war ein Alptraum. Spulen wir ein paar Jahre vor, kurz nachdem ich nach Los Angeles gezogen war und eine weitere Hungerdiät gemacht hatte. Ich verlor fünfeinhalb Kilo in einem Monat, und nachdem ich ein paar Tage frei hatte, beschloss ich, meinen Erfolg mit einem „Cheat Meal" zu feiern, doch ich aß zwei Tage am Stück. Ich stieg auf die Waage und hatte in zwei Tagen viereinhalb Kilo zugenommen.

Damals war ich mir des Wassergewichts nicht bewusst. Trotzdem war es so oder so unglaublich herzzerreißend, diese massiven Gewichtsschwankungen zu sehen, nachdem ich so sehr versucht hatte, mein Gewicht zu reduzieren. Das war mein zweiter Tiefpunkt. Der Kampf war emotional anstrengend. Ich konnte das nicht länger tun. Ich war mit der Diät fertig, aber ich wusste nicht, wohin ich mich wenden sollte. In der Vergangenheit hatte ich traditionelle Therapien, Selbsthilfegruppen, jede erdenkliche Diät ausprobiert, doch nichts schien zu helfen. Da draußen musste es eine Antwort geben. Ich hatte kurz den Gedanken, meinen Frieden mit meinem Umfang zu machen, aber ich wusste tief in meinem Inneren, dass ich nicht glücklich werden würde. Ich habe mich auf die Suche gemacht, um die Antwort zu finden, und stieß auf die Website meines ersten Hypnotherapeuten. Ich gebe zu, ich war anfangs etwas skeptisch. Ich war jedoch bereit, alles zu versuchen, um diesen schwierigen Teil meines Lebens zu überwinden, also vereinbarte ich einen Hypnosetermin. Zu der Zeit hatte ich keine Ahnung, wie sehr diese Entscheidung den Verlauf meines Lebens beeinflussen würde.

Nachdem ich etwa drei Wochen an dem Hypnoseplan meiner Therapeutin gearbeitet und ihren Aufzeichnungen zugehört hatte, bemerkte ich einen signifikanten Unterschied in meinem Verlangen und meinen Gedanken. Mein Bulimie-Verhalten verschwand am schnellsten. Ungefähr im sechsten Monat fühlte ich mich zum ersten Mal in meinem Erwachsenenleben wie ein normaler Mensch in der Nähe von Essen. Nachdem ich diese Freiheit erfahren hatte, fühlte ich mich so viel besser und ich wollte es weitergeben. Ich wollte, dass jeder diese Freiheit erfährt, statt eines Teufelskreises, in dem er gefangen ist und der sein Leben zerstört. Ich änderte meinen beruflichen Schwerpunkt komplett und begann, Hypnotherapie zu studieren. Ein Jahr später war ich ein zertifizierter Hypnotherapeut, der auf diesem Gebiet arbeitete. Jeden Tag habe ich das Gefühl, dass ich meine Bestimmung gefunden habe. Der Geist ist komplex. Wir geraten in unbewusste Muster und unser Verhalten automatisiert sich. Vielleicht kannst du für dich feststellen, wo du einige destruktive Verhaltensweisen oder Gewohnheiten hast, die du loswerden möchtest.

Hast du eine Vollbremsung versucht und bist gescheitert? Der Grund, warum wir diese Verhaltensweisen nicht überwinden können, ist, dass unser Verstand zu 88 Prozent unbewusst arbeitet. Es ist leicht, einzusehen, warum 12 Prozent unserer bewussten Bemühungen von dem dominanteren Unterbewusstsein übertroffen werden. Meistens beginnen diese Verhaltensweisen und Autopilot-Schleifen in der

Kindheit oder Jugend. Diese Muster werden in unserem Kopf etabliert. Wie am Beispiel meines eigenen Lebens fing mein Verstand an, das Essen großer Mengen von Lebensmitteln mit Sicherheit und Komfort in Verbindung zu bringen. Dies legte den Grundstein für einen lebenslangen Kampf mit meinem Gewicht. Ein weiteres häufiges Beispiel ist das Rauchen. Ich möchte, dass jeder die Veränderung erlebt, die er sich wünscht.

Das Leben ist zu kostbar, um es mit Kämpfen zu verbringen. Ich habe zu viel Zeit damit verschwendet, in einem Zyklus stecken zu bleiben, der mir meine Freude und meinen Fokus im Leben genommen hat. Ich möchte, dass du weißt, dass du die Macht in dir trägst, alles zu ändern, was du willst. Mit ein paar mentalen Veränderungen durch Hypnose kannst du neue Gewohnheiten und Verhaltensweisen entwickeln, die dein Leben auf ungeahnte Weise bereichern werden.

Materialisim

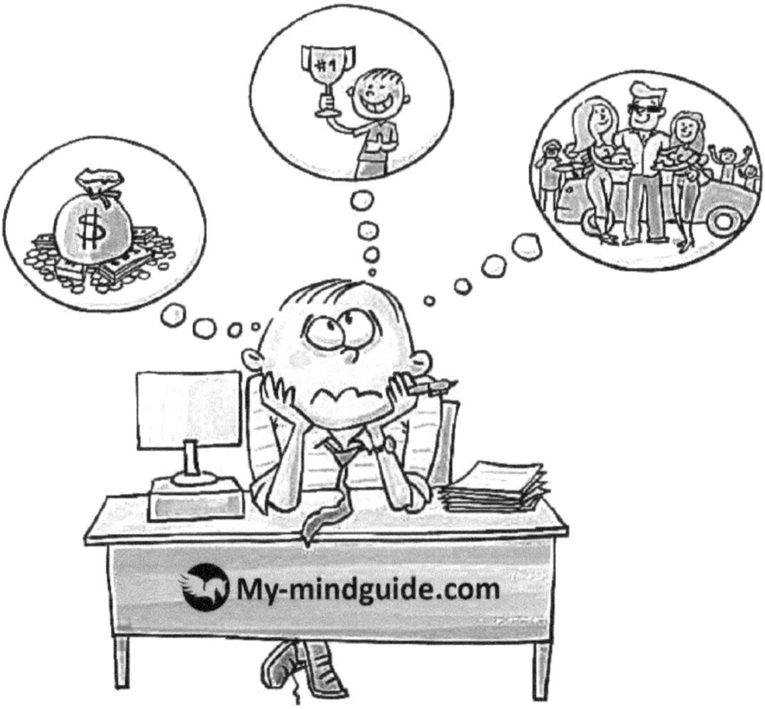

FAZIT

Obgleich nicht jeder auf Hypnose in gleicher Weise reagiert, hat sich gezeigt, dass diese vielen Menschen hilft, die Willenskraft und die Fähigkeit aufzubauen, sich von bestimmten Verhaltensmustern zu lösen - selbst, nachdem sie ins Bewusstsein zurückkehren.

Im Wesentlichen führt Materialismus dazu, dass du weniger glücklich, weniger dankbar, weniger freundlich, weniger sympathisch, weniger empathisch und weniger zielstrebig bist. Stattdessen wirst du jedoch unsozialer, egoistischer, inkompetenter und unfreundlicher – und es lässt die Leute denken, dass du obendrein ein Arschloch bist.

Hoffentlich hast du erkannt, dass es ein intelligenter Schachzug ist, sich von materialistischen Tendenzen zu befreien. Die gute Nachricht ist, dass jeder mit etwas Geduld und der richtigen Taktik den Materialismus überwinden kann.

Betroffene Patienten verweilen in einem Behandlungsprogramm, nehmen an Meetings teil und arbeiten mit Mentoren zusammen, um ihre Sucht besser zu verstehen. Kurz gesagt, Patienten werden motivierter und offener für viele Aspekte des Suchtbehandlungsverfahrens.

Darüber hinaus können die schmerzlindernden Eigenschaften der Hypnose genutzt werden, um körperliche Genesungsbarrieren wie Entzug, Angstzustände, Muskelverspannungen, Krämpfe und Schmerzen abzubauen.

Unsere Gesundheit und unser Wohlbefinden werden durch den Materialismus bedroht. Es hat sich gezeigt, dass es unser Glücksempfinden schwächt, unsere Beziehungen gefährdet und uns weniger gesellig, sympathisch und empathisch macht, während es uns gleichzeitig nervös, traurig und egoistisch werden lässt.

In Anzeigen, Fernsehsendungen und anderen Medien werden wir mit materialistischen Botschaften und endlosen Events überschwemmt, die die Reichen, Gutaussehenden und Berühmten verherrlichen.

Wir müssen die Konditionierung der Gesellschaft ausgleichen und Methoden finden, um den Materialismus zu überwinden, wenn wir glücklich und erfüllt leben wollen.

Ein letzter Punkt, den es zu beachten gilt: Hypnose ist trotz ihres Potenzials kein sofortiges Wundermittel. Es gibt keine sofortige Lösung in einer einzigen Sitzung. Sie ist auch nicht für jeden gleichermaßen geeignet, kann jedoch für bestimmte Menschen eine nützliche Hilfe bei der Bewältigung der Komplexität und Herausforderungen der Sucht sein.

NICHT VERGESSEN!

Falls dir dieses Buch gefallen hat und du mehr über andere Themen erfahren willst, die mein Leben verändert haben, schaue dir doch bitte meine neuen Bücher auf Amazon oder auf meiner Website an: www.my-mindguide.com.

Bleiben wir besser auch in den sozialen Medien in Verbindung! Bitte hinterlasse eine Nachricht auf Facebook oder Instagram sei gespannt auf Updates! Gerne kannst du mir deine Gedanken auch direkt mitteilen: gassner@my-mindguide.com. Im Gegenzug bekommst du eine wunderschöne Infografik, die du ausschneiden und einrahmen kannst.

Bitte hinterlasse eine Rezension auf Amazon, da dies dazu beitragen wird, ein noch breiteres Publikum zu erreichen. Vielen Dank für deine Zeit, deine Geduld und deinen unersättlichen Wissenshunger!

Ich möchte mich bei meinen Kollegen, Kunden, Freunden und Familienmitgliedern bedanken, die alle zu dem beigetragen haben, was ich jetzt bin.

Ich möchte auch Gabriel Palacios danken, einem Schweizer Bestsellerautor, dem König der Hypnotherapie. Er brachte einem alten Fuchs neue Tricks bei und ließ mich tief in das

Mysterium der Hypnotherapie eintauchen. Ich habe auf dieser Reise so viel gelernt, dass ich nun selbst zertifizierter Master-Hypnose-Coach und Konversationscoach bin!

Außerdem möchte ich mich bei den fantastischen Gelehrten von SAMYANA/Bali bedanken, die mich zum zertifizierten Yoga- und Meditationslehrer ausgebildet haben.

Nicht zuletzt gilt mein besonderer Dank meinem Lehrmeister Eckhard Wunderle, der mir wie ein Heiliger am Herzen liegt. Er führte mich in die Welt der Meditation ein und ließ mich all die Wunder entdecken, welche diese zu bieten hat. Ich könnte nicht stolzer sein, meine Zertifizierung als Meditationslehrer direkt von ihm am Institut für Spirituelle Psychologie erhalten zu haben.

Frieden, Liebe und Glück euch allen – bis zum nächsten Mal!

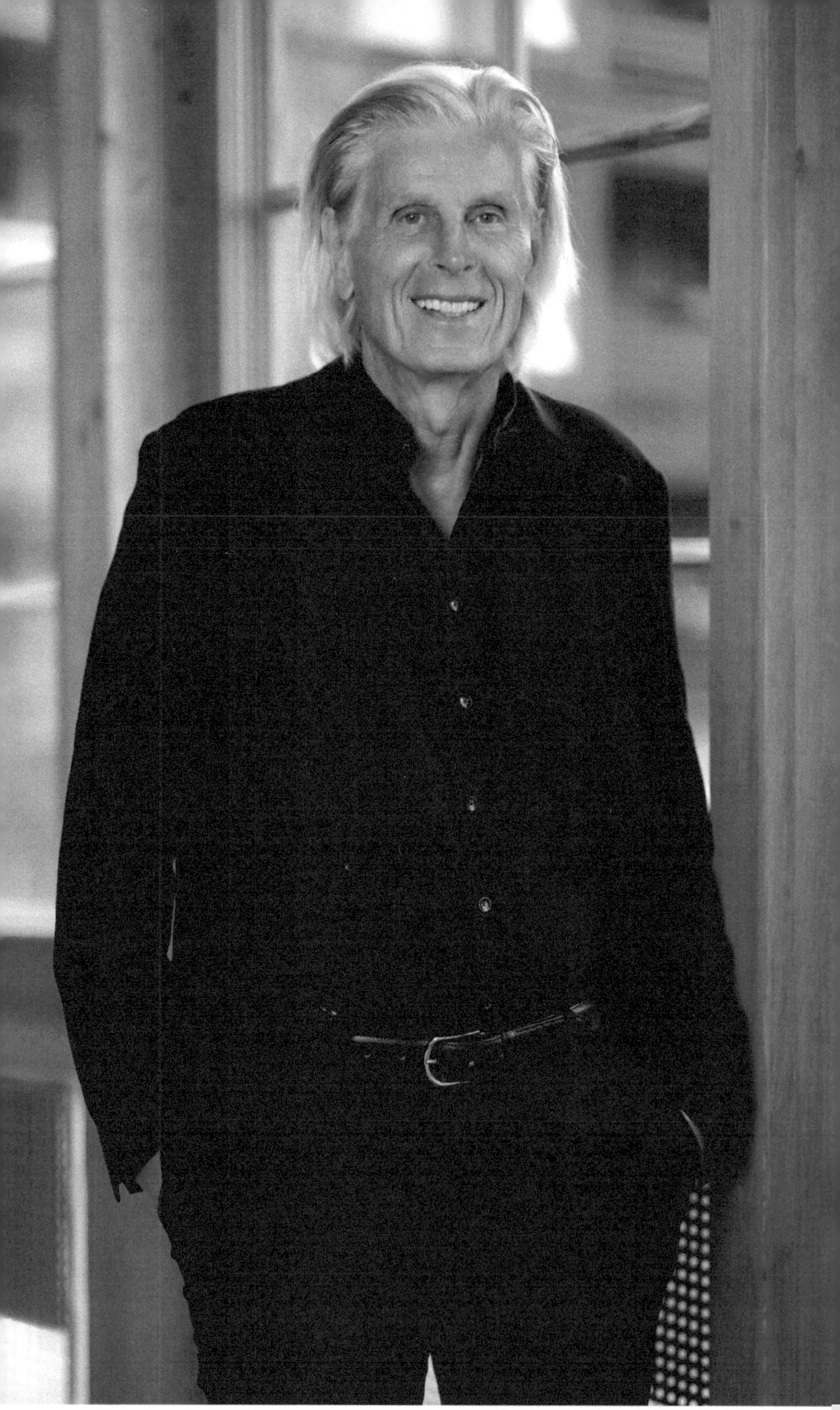

Authors portrait

Kurt Friedrich Gassner hat im Laufe seines Lebens viele Rollen gespielt. Unter anderem war er Serienunternehmer, Kreativdirektor, Meditationslehrer, lizenzierter Hypnosetherapeut und seit kurzem auch Autor für Selbstverbesserung. Durch die Nutzung seines Erfahrungsschatzes und seiner fundierten Kenntnisse der Psychologie gibt er seinen Lesern die Werkzeuge an die Hand, die sie benötigen, um ihr unendliches Potenzial zu entfalten.

Als produktiver Selbsthilfe-Autor hat Kurt die folgenden Bücher verfasst: *Die Kunst des Vergebens, Lügen oder Sterben, Soul-Match, Kann man einen vergifteten Verstand erben? und Die Macht der Armut.* Er ist auch Autor eines Kinderbuch-Bestsellers im deutschsprachigen Raum und hat über 20 Bücher in Arbeit.

Wenn es um dauerhaften Erfolg geht, weiß Kurt, dass finanzieller Wohlstand nicht der einzige Aspekt ist, nach dem man streben sollte. Er mag ein Selfmade-Millionär sein, aber was sein Leben wirklich verändert hat, ist die Beherrschung seines Unterbewusstseins. Beharrlichkeit, persönliche Stärke, Selbsterkenntnis und das Lernen aus vergangenen Fehlern waren die wichtigsten Zutaten, um seine Träume zu verwirklichen. Er bemüht sich, diese Weisheit durch sein Schreiben an andere weiterzugeben.

In seiner Freizeit reist Kurt Friedrich Gassner entweder um den Globus, geht golfen, radelt in den Alpen, wandert oder verbringt Zeit mit seinen Lieben. Seit 37 Jahren ist er glücklich verheiratet und Vater von zwei erfolgreichen Kindern. Zurzeit wohnt er in München, Deutschland, und Kirchberg, Österreich.

OTHER BOOKS BY THE AUTHOR

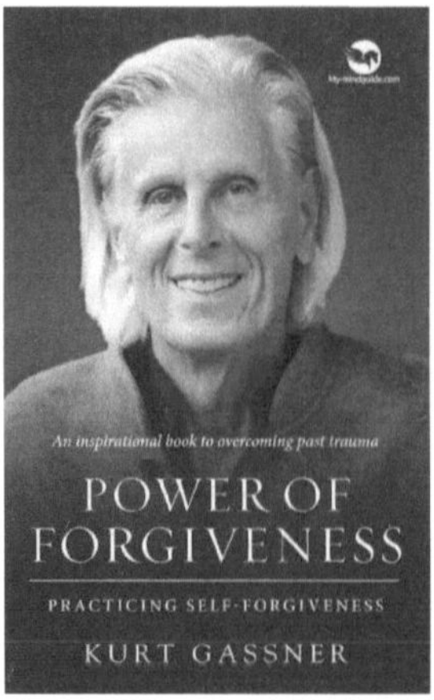

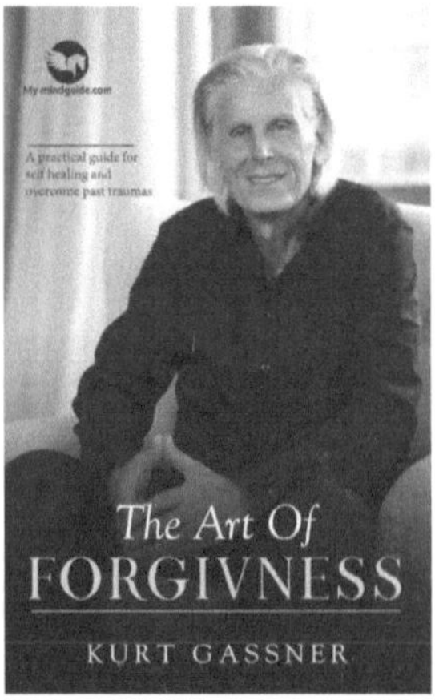

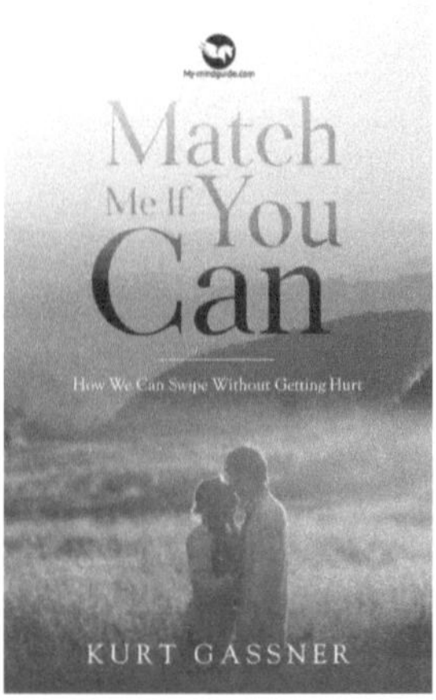

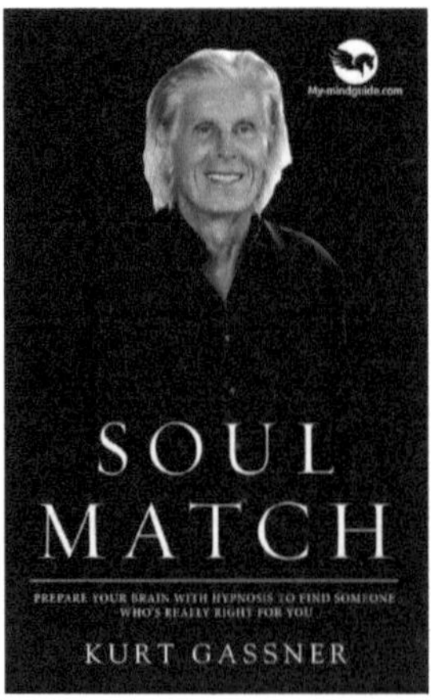

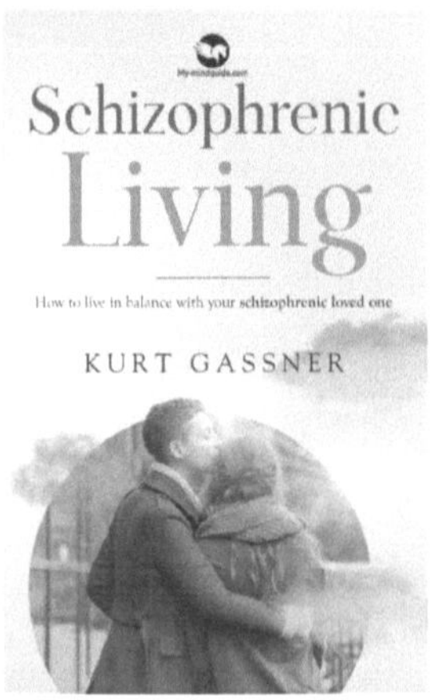

AKTUELLE NEUERSCHEINUNGEN

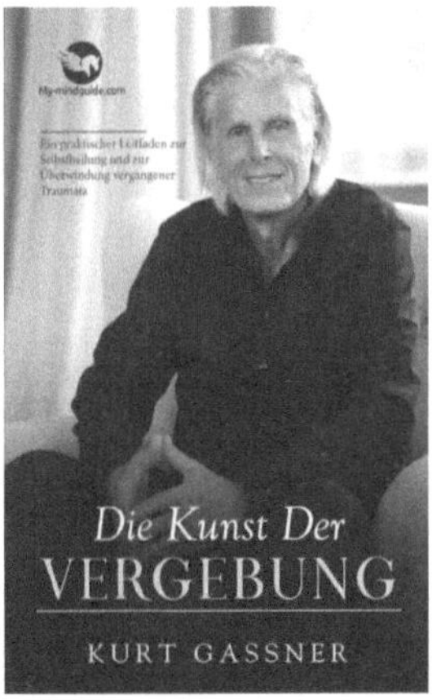

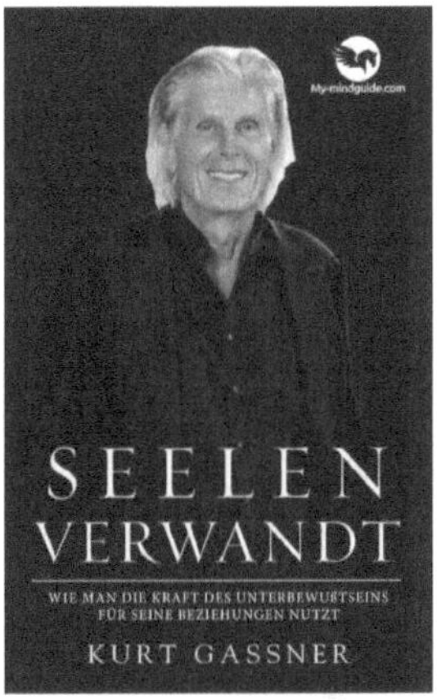

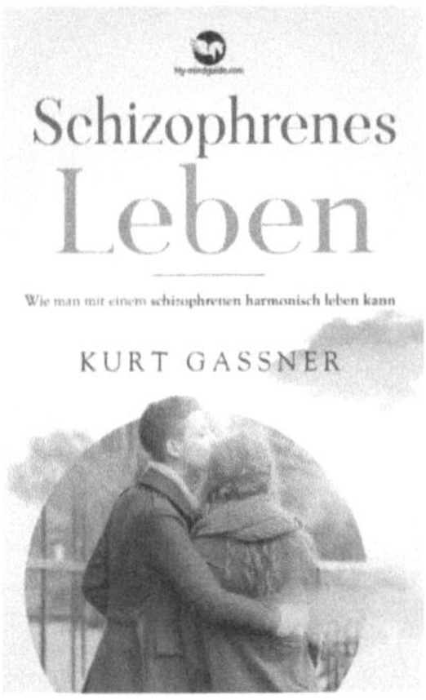

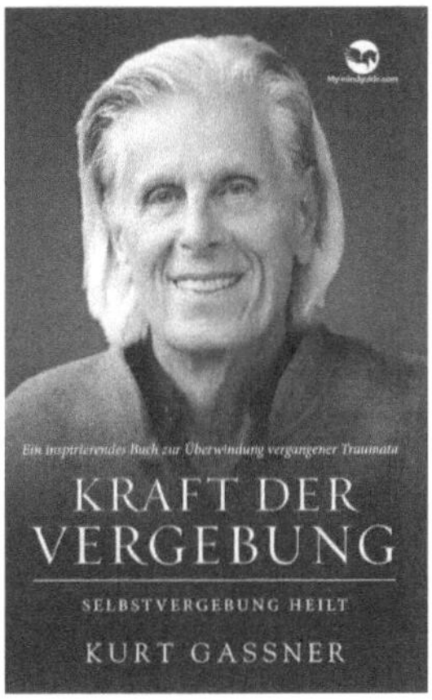

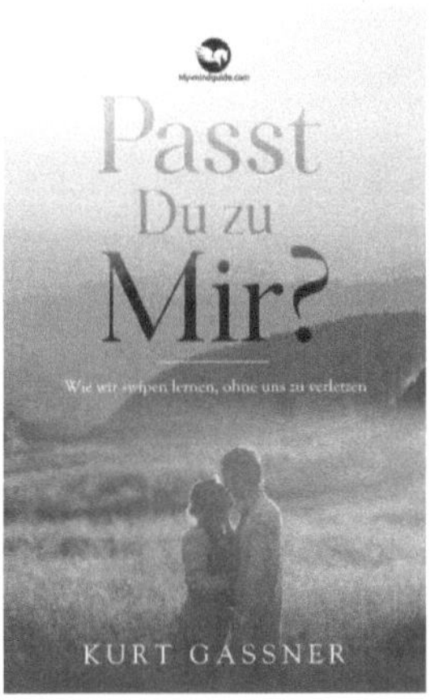

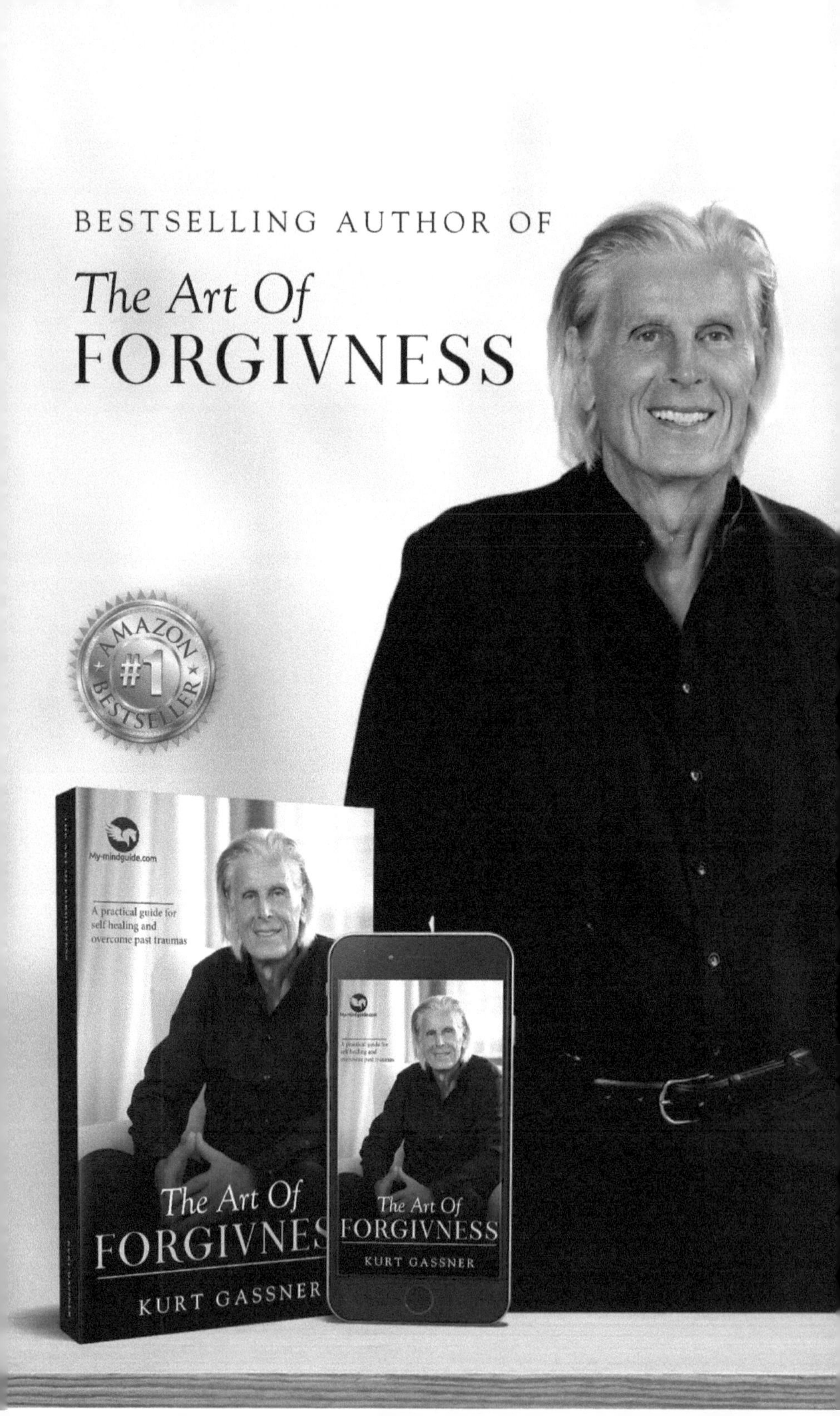
BESTSELLING AUTHOR OF
The Art Of
FORGIVNESS
AMAZON
#1
BESTSELLER
My-mindguide.com
A practical guide for
self healing and
overcome past traumas
The Art Of
FORGIVNES
KURT GASSNER
The Art Of
FORGIVNESS
KURT GASSNER